高品质牙科诊所接待与管理

DENTAL RECEPTION AND PRACTICE MANAGEMENT

（英）格兰尼斯·布里奇　著

（Glenys Bridges）

马泷齿科团队　译

北方联合出版传媒（集团）股份有限公司

辽宁科学技术出版社

沈　阳

图文编辑

杨 帆　刘 娜　张 浩　刘玉卿　肖 艳　刘 菲　康 鹤　王静雅　纪凤薇　杨 洋

图书在版编目（CIP）数据

高品质牙科诊所接待与管理 /（英）格兰尼斯·布里奇
（Glenys Bridges）著；马泷齿科团队译. — 沈阳：辽宁科学技术出版社，2023.1

ISBN 978-7-5591-2495-1

Ⅰ. ①高…　Ⅱ. ①格… ②马…　Ⅲ. ①口腔科医院—管理　Ⅳ. ①R197.5

中国版本图书馆CIP数据核字（2022）第065432号

出版发行：辽宁科学技术出版社
　　　　　（地址：沈阳市和平区十一纬路25号　邮编：110003）
印 刷 者：辽宁新华印务有限公司
经 销 者：各地新华书店
幅面尺寸：168mm×236mm
印　　张：15.5
字　　数：320千字
出版时间：2023年1月第1版
印刷时间：2023年1月第1次印刷
策划编辑：陈　刚
责任编辑：苏　阳
封面设计：嵘　嵘
版式设计：袁　舒
责任校对：李　霞

书　　号：ISBN 978-7-5591-2495-1
定　　价：88.00元

投稿热线：024-23280336
邮购热线：024-23280336
E-mail:cyclonechen@126.com
http://www.lnkj.com.cn

关于作者

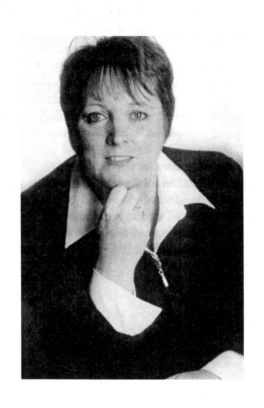

　　1972年，我开始了自己的牙科事业，当时作为一名中学毕业生，我的工作岗位是牙科护士兼接待员。这个时期从事牙医职业的机会不多，不像今天，随着牙科护理职业的发展，有了众多的就业机会。我的工作主要是接待，在工作中我可以接触患者，而且接待工作的自主性较高，比牙医助理受到的限制少。

1975年，为了寻求职业上的挑战，我成为了行政部门的文员主任；这个职位的经验为我的整体行政技能奠定了基础。5年后，我又回到了社区牙科服务中心，就职牙科护士，最终回归到了口腔全科的职业道路。

1992年，我决定学习心理学和商务管理。在这期间，我也从事项目协调员的兼职工作，为年轻人和他们的家庭提供咨询服务。当我完成了学业之后，伯明翰当地家庭医疗服务局牙科顾问斯图尔特·霍金斯让我写一个培训计划，即向高级牙科接待员介绍管理技能。这个培训计划的反响不错，在1996年还获得了牙科临床管理商业与技术教育委员会（BTEC）专业文凭认证。除了这个培训计划之外，我还编写了BTEC牙科接待员资格考试认证书——BTEC牙科接待高级证书，以及BTEC护理协调员资格考试认证书——BTEC牙科患者教育高级证书。

在过去的20年里，我与牙科诊所紧密合作，帮助他们发挥团队的潜在能力，并与全球日益商业化的牙科行业竞争。我的工作包括每月给牙科杂志写文章，给牙科协会、独立牙医和其他团体做演讲，举办准备BTEC资格考试的讲座、推出内部和家庭学习版本。

2001年，为了响应学习成为获得BTEC牙科接待高级证书的见习接待员和就职于口腔资源公司的4名导师的要求，我成为了英国牙科接待员协会的一名创办成员。该协会致力于保护接待员在牙科行业中的地位。

如果你想和我直接联系或是了解更多我做的事情，请发邮件至glenys@dental-resource.com或是登录DRC网站www.dental-resource.com。

中文版序言一

　　党的十九大报告提出"健康中国"发展战略,开启了全方位、全周期维护人民健康的新起点。口腔行业政策扶持力度正在进一步加大,利好行业发展。核心政策《健康口腔行动方案(2019—2025年)》提出,全面提升我国口腔健康水平,助力健康中国建设;并指出,探索商业健康险纳入口腔医疗服务筹资方,进一步促进口腔产业发展。

　　与此同时,随着我国居民生活水平的提高,对口腔健康的重视程度日益提升,居民口腔健康关注度的提升与消费升级转化成为口腔支出的快速增长。此外,我国人口结构的变化、人口老龄化的加剧、长寿时代的到来,也是口腔市场快速增长的另一助推力。在上述多重因素的推动下,中国口腔医疗服务的市场规模由2016年的855亿元快速增长至2020年的1199亿元。

　　我从一名颌面外科医生到中国体量最大的口腔医疗连锁机构泰康拜博医疗集团有限公司的CEO,从事口腔医疗服务行业30年。某种意义上,亲身经历了这个行业的发展与变化,国民对口腔健康的需求从医疗治疗服务需求,逐步转化为全人群、生命周期口腔健康管理需求,再提升到"颜值经济"拉动下对健康与美学的需求。这就推动了口腔医疗机构的不断发展。应对这些需求,不仅仅体现在医生的专业技术能力和先进的医疗设备与技术上,也包括机构的医疗产品、全流程品质服务、多元支付方式等,这些因素共同构建了口腔机构的品牌影响力。

社会与行业的发展，也促使着口腔从业者们在恪守医疗本质的前提下，充分打开思路，不断探索与尝试。泰康拜博医疗集团有限公司一直在推行"保险+医疗"的模式，这也是基于市场的变化与国家政策引导的一次探索，以响应国家在口腔需求端政策提出的居民口腔健康的长期规划将会从"治疗"向"预防"转移。

口腔医疗兼具消费品与服务行业属性，高品质的全流程服务是高品质的牙科诊所不可或缺的一环。在医生的诊疗服务之外，诸如前台客服细致的引导服务、配台护士诊疗中的沟通安抚、诊疗后的回访维护、高效的数字化诊疗设备的合理使用等，全部加起来才是客户的完整口腔医疗服务体验。在实现牙科诊所的标准化接诊流程的同时，做到对不同的患者需求提供个性化的诊疗服务，因人制宜、因事制宜，真正地实现既有标准化规范，又能体现个性差异化的高品质服务。

提升口腔健康服务医疗品质，同样离不开精益化管理。口腔医疗机构的管理者要具有战略与战术的双重管理思路，口腔机构连锁对精益化管理提出了更高的要求。从确立组织架构，到员工甄选、入职，再到定期考核，在企业文化的支持下，通过一系列的管理方法提升员工积极性、提高工作效率，医疗部门和职能部门相互促进、高效协同。

来自英国的Glenys Bridges女士所著的《高品质牙科诊所接待与管理》一书，细腻、丰富地讲述了牙科诊所在服务品质和管理方面的需求。作者汲取近50年从业经验的精华，整理了牙科诊所的接诊技能、沟通技能、管理技能和规划技能等，并提供了"从道到术"的管理与实施办法。

马泷齿科团队翻译本书，填补了国内口腔诊所服务管理方面的空白，对个体诊所和机构连锁经营者均有借鉴意义。我非常期待此书的出版，希望诸位读者能与我一样从中得到启发、有所收益。口腔健康是实现对美好生活向往不可或缺的重要部分，我们全体口腔从业者，也在为提升口腔医疗服务品质、满足民众对健康与美的向往而不断努力。

是为之序。

朱正宏

泰康健康产业投资控股有限公司副总裁

泰康拜博医疗集团有限公司CEO

中华口腔医学会第六届理事会理事

第四届口腔医疗服务分会副主任委员

中文版序言二

随着我国口腔医疗行业的快速发展，全国口腔医疗机构（民营）已近10万家。口腔诊所的成功要素，在于医疗质量的提升和服务管理的优化。本书阐述了口腔诊所各岗位职能，要求每位成员了解自己职责，学习专业技能，按照标准化诊所管理体系进行管理，从而实现诊所利益最大化。

诊所工作包括患者接诊、治疗计划、转诊、诊疗、复查等。如何优化诊疗的标准化服务、提升工作效率、明确分工职责以及效能产生，需要建立一支具有互补技能、互相承担责任、目标一致、互帮互助的团队，这是高品质诊所的核心价值。

马泷齿科具有口腔行业的专业背景，同时也是本行业的践行者。希望本书的出版，可以帮助管理者搭建良好的管理体系。

单伟文

国际牙医师学院（ICD）院士

中华口腔医学会第五届理事会理事

中华口腔医学会民营口腔医疗分会第三届、第四届副会长

上海现代齿科董事长

中文版序言三

站在2022年，回看这几年中国口腔行业的发展，很明显的变化有3个：一是行业的整体迅猛发展——市场规模由2015年的757亿元增长到2020年的1199亿元，年复合增长率达到9.6%。二是消费者口腔健康意识和健康行为的改变——根据卫生部统计数据，2020年我国口腔患者人数超过7亿人，约占总人口数的50%。"第四次全国口腔健康流行病学调查"结果显示，居民口腔健康知识知晓率为60.1%，84.9%的人对口腔保健持积极态度。三是国际资本、国内资本连续进入口腔行业，激发了民营口腔机构和牙科诊所的生命力，势头蓬勃向上。

行业和消费市场的持续向好，使得民营口腔机构获得了良性的发展空间，出现了一批优质的口腔品牌机构。剥离行业和市场的外在因素，不难发现，那些优质口腔机构拥有共同的特质：品牌建设清晰、运营流畅、管理上更细致、执行力强。这不仅与企业创始人最初的信念相关，更与日常经营者的理念与坚守相关，才会有企业快速前行道路上的不变形、不偏离与不忘初心。

不管是连锁型的口腔机构，还是独立经营的牙科诊所，把理念落实到具体执行中来，更多的是对运营和服务链条中各项工作细节的严谨要求。正如Glenys Bridges女士所著、马泷齿科团队主译的《高品质牙科诊所接待与管理》一书所表达的：合格、优质、让人赞叹的服务体现在每个流程和环节中，我们与来访者的每次行为交互都是品牌、理念和专业能力的展现，而这些其实都蕴藏在细节中。用标准化的体系流程和精细化的工作标准，更能保证我们的实际工作品质、效率事半功倍。

　　作为一名民营口腔诊所的创办人和经营者，我希望可以通过本书，以及未来更多的途径和方式，给行业同行者们带来关于信念、经营和专业上的帮助。一起为我们热爱的行业倾尽全力，让它走得更好、更稳健。同心共济，飒沓阔步，共向未来。

邵宗宗

马泷医疗集团董事长CEO

中文版前言

    医疗的本质是照护和关注。在我们工作的口腔医疗机构里，或者更准确地说在中小型的牙科诊所里，以前台为代表的运营团队不仅集中地诠释了这项功能如何实现，同时也成为整个门诊运转的中枢。前台不仅承担着患者的接待工作，而且承担着聆听和解决患者诉求的工作；同时，也要灵活调配门诊的各项资源，保证诊疗工作可以按照既定的节奏顺利进行。总而言之，这里是客户与机构之间相互了解、建立信任的前沿阵地。

    10多年前，我第一次读到Glenys Bridges女士所著的《高品质牙科诊所接待与管理》，就被书中所阐述的理念所打动。经过我自己多年在门诊管理过程中的体会，更加萌生了将此书带入国内与广大牙医和从业者分享的念头。并有幸得到Glenys Bridges女士的支持，且授权在国内出版此书的中文翻译版。本书成书时间较早，书中关于牙科诊所行政管理计算机和软件部分已经过时，英国行业机构的医疗保险也不适用于国内，可以作为了解英国牙科体系的参考。然而，瑕不掩瑜，即便现在患者约诊及牙科诊所运营管理有了更先进的技术手段支持，本书中所述的多种前台技能，包括前台沟通、患者权利、工作场所安全性、预约管理、人员管理等，在现今的牙科诊所日常运营管理中依然有着非常强的实用性和指导性，是牙科诊所前台必备的一本专业图书。

    在此感谢本书出版过程中给予支持的同行、朋友，希望本书的内容能给大家在日常的管理工作中带来一些启发。在这个乍暖还寒的季节里，我们更加需要携手同行，抵御未来一切的困难和未知的风险，推动整个行业健康、稳定、持续地发展。

杨志宇

2022年3月于上海

特别致谢

写一本针对牙科行政人员的书是一个艰巨的任务，需要花费很多时间、投入很多精力，还依赖于对我提供很多无私帮助和支持的家人、朋友及同事。

我要感谢帮忙校对初稿的卡洛琳，她对本书内容的见解和反馈让我了解了更多关于牙科行业的知识。我感谢我的女儿杰玛，她是口腔资源公司的联合主任，帮助我管理公司的业务；书中很多照片是由她拍摄的。我还要感谢英国牙科接待员协会继任主席安妮塔·马尼克和苏·雪贝的支持与付出，感谢DRC课程中的导师海蒂·克雷斯威尔，他时刻都在为我提供帮助。我也要感谢那些和我分享他们故事的牙科专家。

简介

在过去10年里，很多临床医生认识到英国政府采取现代化卫生服务措施的必要性。由于缺乏足够合格的牙医，因此颁布了一系列培训措施、登记那些未被充分利用的口腔护理专业人员，以便他们在病患护理工作上扮演一个更加积极的角色。牙科护士拍摄X线片技术和镇静资质只是其中两个例子，说明了接受良好的培训和监督的牙科护士是怎样对患者护理工作做出贡献的。

升级牙科护士的资质、给予他们更多的职责将会提升他们的个人地位。但是，每天只有这么多工作时间，如果增加新的临床工作，那么其他非临床工作就会减少。因此，牙科护士的这种延伸角色可能会替代护士-接待员的角色。很多牙科诊所已经认识到一个好的临床牙科护士所需要的技能和天赋不一定是一个好的行政人员所要具备的。所以，在培训接待员时更加注重营销和顾客服务，而不是临床技能。通过这种方式构建出由具备互补技能的个人组成的团队。

本书的写作目的是向那些从事牙医行业的新人提供一些背景信息。同时给合格的口腔护理专业人员和牙医提供行政管理技能方面的额外信息。

目录

第一部分
口腔护理行政概述

第一章
了解口腔护理文化

非临床牙科团队历史

团队合作是现代牙科行业的核心组成部分，对于提供高质量口腔护理起到重要的作用。最近几年，行业已经重新定义了什么是口腔护理专业人员（DCP），颁布了可登记的资质体系以确保整个团队的专业性和以患者的最大利益为核心提供口腔治疗与服务。近年来，牙医行业在做出重要决策时，会咨询口腔护理专业人员。

牙科行业在获得职业认可之前被视为医疗职业的一个分支。依照英国1858年《医疗法案》条款规定，英国维多利亚女王向皇家外科学院颁发牙科行业执照。2年后，43位候选人通过了首次考试，获得口腔外科从业执照。

1878年，英国医学总会通过了《牙医法》。《牙医法》规定不要求那些执行牙科行业行为的人持有经认可的资质。因此，军医经常在公共场合拔牙，几乎不注重卫生或患者护理，这种情况直到1921年才得以改变。以保护公众为目的，一个新的《牙医法》通过了。它规定所有执行"牙科行业行为"的只能是合格且在专业机构登记的牙医。

牙科行业的另一个重要里程碑是在1948年提出的国民保健服务（英国）（NHS）。在当时，多数牙医单独工作，通常都是将他们家的一部分改装成口腔外科诊室。1948年，一般牙科从业人员（GDP）提供的一系列治疗受到限制，一些复杂的手术需要在口腔医院进行。

当时多数牙医倾向使用混合材料。由于空气涡轮机还没有发明出来，一台简单的排涎器已经足够保持治疗区域的干燥。牙医仅仅需要协助的工作是有人帮忙开门，患者走时安排预约（当时没几个人有电话，所以电话因素不予考虑）和国民保健服务（英国）文书工作。很多情况下，牙医的妻子或小康家庭的女儿（希望他们的女儿能够在工作中找到从事专业工作的丈夫）就能完成这些任务。因此，早期的接待员角色就被建立起来了。

20世纪50年代，人们发明了新一代牙科设备，特别是高速手机，直到20世纪60年代，高速手机成为了一种标准设备。皮带传动手机被空气传动、水冷却高速手机所取代。由于这种设备配备水冷却剂，因此需要有人从旁协助牙医移除多余的水分，增加患者的舒适感，保持手术区域的干燥。到了20世纪50年代后期，在一些前卫的高技术诊所中，牙科行业两人模式逐渐兴起。

20世纪60年代末，牙科行业经历了一个变化浪潮。最终，后勤员工的角色开始发生变化，出现了一种新的趋势，牙医开始在众多从业人员的场合下工作。同时，越来越多的患者通过电话联系牙科手术。这就意味着一人协助远远不够用，需要有人担任牙医助手，有人接电话、管理预约簿和向患者收款。在这些环境下，多技能护士-接待员的角色通过提供患者护理工作逐渐显现出来。

另一个变化浪潮发生在20世纪90年代早期，出现了非临床技能。这一技能的发展主要由两个因素引起的：计算机化和患者需求。从牙科行业在设备上投入的巨大金额来看，需要计算机技能使牙科业务达到最佳价值，同时随着国民保健服务（英国）的形成，非临床客户护理技能是非常重要的。外科医生也在其中扮演一定的角色，要求外科医生具备更多的技能、知识和资质，从而提供高质量的口腔护理。

20世纪90年代，变化浪潮产生的另一个影响是团队作用。1992年，在职的诊所经理数快速增长，并且有持续上涨的趋势。发生这一现象的驱动因素是基础口腔护理服务发生巨大的、广泛的变化，包括诸如《临床管理》等法案的颁发和一般法、雇佣法发生的持续性变化。现在，对收费标准和服务可达性等的内部管理已经取代了之前的政府部门管理，有些时候政府几乎没有指导，这就产生了大量的额外工作。临床培训从业人员发现小企业需要对这些额外工作投入非常多的时间和资源。由于管理任务不能够带来收入，因此这些额外工作就是诊所资源的流失。一位诊所经理对监督诊所中的策略管理来说是非常重要的。要想履行诊所经理的职责就需要很好地了解诊所的工作方式和团队、患者的需求。

诊所经理的作用和牙科行业结构一样都是在不断地发展中。随着牙科行业商业化发生的巨大变化，诊所经理的作用也会持续发展。企业化牙科行业、政府关于临床管理的政策和口腔护理专业人员提高的职业地位都为诊所经理的发展提供了一系列机遇。

现今的口腔护理专业人员是高技术、高素质牙科专业人才。但是，成为一名好的牙科护士所要求的技能和天赋并不总是成为一名好的接待员需要的技能和天赋。护士-接待员发展成为有别于高技术口腔护理专业人员的角色。随着强制性牙科护士资质的颁布，业内会对将合格的牙科护士安排在不一定需要工作资质的接待员岗位上产生质疑。

患者逐渐地开始关注他们的护理和治疗情况。英国牙科总会（GDC）最近处理的案件也说明了这一问题，例如知情同意。患者会更频繁地询问问题并且要求提供准确的、适当的回应。诊所经理能够确保临床医生做出回应并在内部对这些回应进行标准化处理。

21世纪，英国政府提出的计划《变更选择权》完全重新定义了国民保健服务（英国）牙科行业的运行方式。同时，支付诊疗费用的财务结构也被重新定义。

随着不断变化的立法法案、患者意识的增加、患者的预期以及牙科行业的发展，诊所经理的角色也会发生改变。诊所经理是一个处于发展中的角色，其工作内容会由不断变化的牙科行业的各种要求所决定。

我们可以看到口腔卫生护理在20世纪已经发生了明显的变化，并且还在持续变化。最终，兴起了另一个角色——护理协调员。护理协调员能够帮牙医提供一系列患者教育服务，确保患者了解医生提供的治疗方案。护理协调员的角色将会是口腔护理持续发展过程中的一个重要基石。

口腔护理精神和道德

精神

根据最早的记录，牙科行业被描述成一种治疗艺术（医术）。20世纪的发展使得牙医职业产生了巨大的变化——创立了现今的口腔护理文化。如今，现代牙科行业是一门精密的高技术科学。在成为自主管理的职业之前，牙科行业充斥着一部分偏方、各种无牌医生和异样团体。现在，牙医必须遵守最高的道德标准，将患者的利益摆在第一位并且要坚持捍卫患者的利益。

历史上，大多数健康护理职业都专注于疗效护理。牙医职业是第一批专注预防和患者教育的健康护理职业之一，致力于提高人们对于口腔疾病病因的意识，让患者改变他们的生活方式，从而起到预防口腔疾病的效果。如今，多数的执业医生向他们的患者提供定期的健康评估和生活方式检查，10年来不断地试用、测试每一种医疗方法。

在《牙医法》修订版本的指导下，现代牙科行业精神在20世纪得以发展。1921年的《牙医法》是职业发展的一个里程碑法案。《牙医法》结束了合格牙医、不合格牙医和执业医生共同在业内诊所工作的学徒制度。推行该法案的威廉·盖伊促使停止了不合格牙医提供的口腔服务。他意识到有必要保护公众远离不合格执业医生提供的口腔治疗而带来的危险，并且致力于唤起同事的关注，说服他们支持禁止不合格诊所的立法，对保护公众有绝对的意义。

1921年的《牙医法》规定只有登记合格的牙医才允许执业。从那以后，颁布了促使牙医职业形成的一系列法律、标准和规定。在牙科职业的发展中起到里程碑作用的还包含于1948年推行的国民保健服务（英国）和1956年建立的英国牙科总会。

道德

英国牙科总会的职责是保护患者、管理牙科团队。英国牙科总会通过执行执业和行为道德标准增加患者对牙科专业人员的信心，从而保护患者的权利。服从规范价值观是专业化的一个基础层面。

早期希腊文明被视为是西方道德的发源地。尤其是苏格拉底的教学挑战了强者压迫弱者的权利，他提出强者应该维护弱者的权利。在早期希腊社会，这种观点是不被接受的，公元前400年左右，苏格拉底以"腐化雅典年轻人"的罪名被判处死刑。当天，苏格拉底痛批当局，呼吁个人在正确道德和个人最大利益之间做出合理的判断。

法国哲学家笛卡尔被认为是现代西方道德之父。在他的《论世界》（1933年出版）中，他致力于"鼓励所有有理智的人为他们自己考虑"并且提供了如下关于基础思维的指导原则和道德准则。

指导原则

（1）接受无真实论，并非不证自明；

（2）将问题分成最简单的部分；

（3）以从简单到复杂的程序解决问题；

（4）反复校验论证。

道德准则

（1）遵守当地习俗和法律；

（2）基于最佳证据做出决定；

（3）改变期望，而不是试图改变世界；

（4）总是追求真理。

尽管自1633年以来，生活方式和道德标准发生了巨大的变化，但是这些指导原则仍然是建立信任和尊重的基础。

英国牙科总会出版了牙医职业的道德准则，并且规定了以下道德执业的六大关键原则：

（1）将患者的利益摆在首位，努力保护患者的利益。这一原则规定了牙科总会登记者的责任，即做力所能及的工作，准确完成患者记录工作；

（2）尊重患者的尊严和选择。要求平等对待患者、尊重患者，向患者提供做出决定所需的所有信息；

（3）保护患者的信息。规定了与患者有关的信息使用和披露标准，列出信息披露的情况；

（4）为寻求患者的利益，与牙科团队的其他成员和其他健康护理同事合作。为保障患者的最大利益，明确了健康护理专业人员之间的沟通协定；

（5）保持专业知识和能力。牙医应不断地提高知识、技术和专业能力，认识到缺陷和优势条件；

（6）保持可信度。牙科专业人员应在所有职业和个人行为处理过程中表现出公正、诚实的原则。

达到每条"原则"的行为标准要求牙科团队每名成员都能够充分意识到他们的角色和职责。在此提供指南帮助对牙科团队工作进行清晰、详细的解释和指导。

你也可以登录英国牙科总会网站www.gdc–uk.org搜索最新信息和牙科专业人员的意见。

牙科接待技能

最近几年，牙科接待员角色发生了巨大的变化。现今，接待员角色的形成是由于多个影响因素导致的，包括公众期望和牙科职业发展。现在的接待员需要具备多种技能，包括服务技能和医疗保健技能。大多数情况下，接待员是通过正式的资格考试和实践经验来提高技能。

接待通常是患者与医生接触的开始，是诊所内的"橱窗"。应注重接待区域和接待员工的外观，接待员工应该穿着干练的职业装，而不是牙科护士制服，否则当接待员不具备接待员–护士的双重资质时会产生误导。

接待员的作用远不止表面看起来那么简单。接待员是公众和诊所团队之间的关键纽带。对接待员来说，患者的舒适感和幸福感是最重要的。患者指出等待和治疗的不确定性会增加他们的忧虑。接待员应该了解患者的感受和行为，并且在任何情况下都应该保持冷静、自信。患者通常会观察接待员的态度，因此接待员应该主动与患者互动。

不仅是患者会感到有压力，工作人员也会有压力，所以从长远来看，花时间考虑其他人的感受能够减少工作的压力。当预约簿记录的时间延迟时，就会有压力。接待员应该了解有效建立医生和患者之间联络的需要，通知每一个人，保持善意。一位好的接待员要学习判断患者、牙医和其同事的心情。

当与患者通话时，接待员应该保持友好、高效的态度。保持积极的语调很重要。诊所应该制定电话协议，反映出诊所的理念，团队所有成员在打电话时都需要遵守协议的规定。

判断诊所良好的一个重要方面是接待区域的周围环境。接待的地点在任何时候都要保持整洁、有条理，体现出工作能力和对工作环境的控制。这就需要有系统的工作体系，工作体系对于行政服务的专业化非常关键。学习在压力下工作也会增加经验。

不同的诊所，接待员的角色也会不同。英国牙科接待员协会提出了接待员的一般团队角色：

作为诊所团队的一部分，协助提供口腔护理服务。按照牙科总会指南和诊所政策规定，通过制定患者护理程序，组织、执行、提供口腔服务，确保最大化盈利。

接待员团队角色的职责包括：

- 每个工作日的开门、关门职责；
- 接见患者和参观者，带领他们到合适的等待区；
- 通知牙医或牙医助手有患者到来；
- 查看时间表，提醒牙医或牙医助手，通知患者延迟的时间；

- 预先对患者的焦虑进行准备；
- 回答患者的问题；
- 安排当面预约或电话预约；
- 输入和检索患者记录；
- 发出召回通知；
- 接收和转接所有打进来的电话；
- 操作中央呼叫和音乐系统；
- 按照法律和道德规范操作计算机系统；
- 监督危险警告系统，发生时通知适当的人员；
- 根据患者需求，销售各项产品；
- 计算并收取患者诊费；
- 注意患者的反馈；
- 完成国民保健服务（英国）理赔；
- 根据政策要求应对紧急情况；
- 参加职业发展活动；
- 参加定期的员工会议。

履行以上和其他相关职责，维持高标准的患者护理工作，适当考虑患者隐私。

用人要求

应书面记录接待员的工作说明并且将工作说明作为评估程序的一部分。可以提出任何需要改进的领域和制订的行动计划，加强表现不佳的领域。接待员在确保诊所平稳运营上扮演着极其重要的角色。由于需要以最高标准完成工作，因此建议雇主在招聘接待员时参考以下技巧：

接待员必须有条理，才能高效率地执行工作。接待员表现差的后果会影响到整个诊所。有条理、有组织的接待看起来更加专业，可以让紧张的患者放轻松。而混乱、无秩序的工作地点看起来就不专业，也会增加患者的焦虑感。

准确的时间记录也非常关键。要求接待员准时到达工作地点，与第一批患者打招呼。

接待员应该善于观察。监督患者的来往、注意候诊室的情况。如果患者等了很长一段时间，必须向患者道歉，并且应该让牙医了解这一情况。

好的沟通技能是一个核心特征。如果团队成员之间缺乏沟通、交流，通常都会遗忘、错过一些事情。当然，牙科接待员与患者沟通的能力也是一样的重要。有时候需要用一种同情、关心的方式与患者沟通，而其他时候需要用肯定的方式交流。紧张的患者期望听到让人放心的语调，帮助他们平静自己紧张的神经，但是面对棘手问题或是投诉则需要使用一种更加肯定的方式。清晰的表达很重要，这样其他人就能够充分了解你要表达的意思。倾听同样如此，如果要传达信息就需要尽可能传达对接收人而言有意义的信息。

为了确保优先顺序，履行所有接待职责并且完成它们，需要拥有好的行政技能。要求接待员在诊所规则框架内做出决定并且应该保持足够的自信。

会用计算机也是一个优势，因为现在多数牙科诊所都通过计算机系统预约、打印介绍信。

顾客服务技能是至关重要的，尤其是必须保持友好的态度，即使是在最繁忙、有压力的时候。

为了确保患者的治疗体验是正面的，接待员必须具备以下技能和水平：

- **沟通**：能够和各种类型的人沟通；
- **角色互换**：能够站在患者的角度看待问题；
- **组织**：能够提供流线型、友好的服务；
- **语言**：能够使用合适的语言清楚表达。

具备了这些技能和水平，接待员就能表现出为他们工作感到自豪的自信、合格的牙科专业人员的形象。

诊所管理技能

在现今的牙科诊所中,每个人都需要为整个团队的专业化做出贡献。这就意味着牙科团队的每位成员都应该了解专业化原则,遵守由行为规范和同事、社会预期构成的一组价值观。其中关键的价值观是以患者最大利益为先,满足社会的健康需求。当团队中的每个人都能够完全按照这些标准执行,那么诊所经理的角色就变得简单、明确。

在很多情况下,诊所经理发现越来越难管理员工,尤其是那些不尊重上级或规则,更多地关心他们自己、家庭和能够为他们带来利益的事情,而不是保持忠诚或是遵守专业化标准的员工。有时候,诊所经理感觉他们身处一个紧张的拔河比赛当中。一方面是专业化需求,另一方面是员工需求,同时他们也在不断地尝试确立他们的权利级别。诊所经理的头衔不能够确保尊重,正如制定政策不能确保执行,委托工作不能确保达到理想的结果。

以前从来都还没有像近几年这样频繁地研究、确定过管理技能,因此对干预和不干预管理方法的优势产生了激烈的争论。诊所经理应该注意实际问题,当使用不干预管理方法时,可能会产生严重的管理低下问题,导致员工和雇主之间的关系恶化,降低工作标准。当问及倾向于使用不干预管理方法的诊所经理时,他们声称通过放权的形式赋予员工权利。尽管没有人想要成为微观管理人,但是那种诊所经理在你看不见的地方掐着你脖子的感觉更让人阴森、恐怖。就好像缺乏关注、鼓励团队等基础技能的经理将不干预方法作为一种隐形装置使用。

当诊所经理不了解关于团队成员任务、职责的细节,忽略提供清楚的指导和支持或是没有让个人对他们自己的行为负责,那么就会产生管理低下的后果。不能提供这些基础的管理技能会导致恶性循环,对经理的可信性和员工的积极性都会造成损害。

HOT管理

不干预管理的反面是干预管理。"HOT管理"是用来描述一种干预式交易管理（**h**ands-**o**n **t**ransactional management）的形式，要求诊所经理：

- **消息灵通**：充分了解关于牙科专业人员的法律和道德义务，了解团队的不足和优势；
- **胜任职位**：对他们的管理能力感到自信，具备足够的经营和管理团队的支持机制；
- **理解**：切身体会患者和员工的需要，认识到存在的问题和取得的成功；
- **放轻松**：在人事管理方面，依照政策和协议规定使用公正、可行的方法提供一个平等的工作环境；
- **自信**：处理麻烦的人或事的时候保持自信；
- **成为领导者**：有效的领导者可以提供清晰的指示，通过实例设置标准，同时促使所有团队成员满足这些标准要求；
- **互动**：与团队成员互动，了解每位团队成员的价值；
- **社交**：联系牙科行业的同行；
- **创新**：不要一成不变；准备做出彻底的改变；
- **成功**：商业的成功会带来各个方面的回报；高效工作，充分利用团队技能，享受胜利的果实。

管理的本质介于科学性和艺术性之间，这要求管理者具备较好的、客观的科学技能天赋，例如管理收入和支出，组织实务，制定政策、程序和协定，建立平等、稳定的工作环境。另外，管理者还要求具备各种软管理技能，例如提供精神关怀，建立团队忠诚、激励和归属感。对管理者自身而言，只具备一种优秀技能会导致较差的团队表现；好的管理应该具备多个平衡的优秀技能。

具体职责

不同的诊所，诊所经理的具体职责也会不同。诊所经理的团队角色最普遍含义描述如下：

　　诊所经理负责不断发展的行政、财务、营销和人事管理制度的运行、设计和执行，作为诊所团队中的一员，协助向患者提供优质的口腔护理服务。诊所经理必须依据诊所精神和牙科总会指南进一步实现提供优质口腔服务的诊所目标。

财务管理

- 依据公司指南核查发票并支付小额债款；
- 就工资查询与雇主联络；
- 监督所有银行程序；
- 向客户清楚说明业务条款，从而减少坏账、预约失效的事件；
- 确保提出相关的付款索赔，并且进行协调；
- 简化过程，减少用于非临床任务的临床外科时间。

人事管理

- 负责雇佣、培训和入职手续；
- 依照诊所政策规定，鼓励、激励和指导员工；
- 依照诊所政策规定进行员工调配，维持适当的员工配置；
- 记录员工病假和休假，并向雇主报告；
- 运行员工纪律和投诉系统；
- 维持一个尊重、公平的团队文化；
- 协调员工考核安排；
- 组织并参加员工会议。

诊所发展

- 检查预约簿；
- 按照诊所政策规定宣传诊所形象；
- 核查客户反馈；
- 在职位范围内制定行政制度。
- 维持国民保健服务（英国）和独立牙科投诉服务（DCS）的投诉程序；
- 维持转诊制度；
- 履行其他保持高标准患者护理的相关职责；
- 与主治牙医合作，监督临床管理与诊所指南的合规情况；
- 监督业务和营销规划的执行情况。

一般职责

- 安排宣传活动，提升诊所在当地的形象；
- 审核、简化程序；
- 代表诊所与供应商联系；
- 确保符合《健康和安全立法》《残疾歧视法》《消防安全法》；
- 监督所有设备的维护情况；
- 每周检查诊所的各个部分；按照诊所政策规定记录、报告存在的问题或是故障；
- 监督建筑和警报系统的安全性，维护钥匙所有人名单列表；
- 看管急救箱、事故记录簿并制定合规措施。

患者服务

- 确保有效运行患者召回系统；
- 确保有效运行患者投诉程序；
- 以一种礼貌、专业的方式回答患者提出的问题；
- 确保总是向患者提供充足的优质信息。

诊所经理用人要求

主要特征

- 必须拥有适当的资质、诊所证明、无犯罪记录；
- 会使用计算机；
- 具备极佳的沟通技巧；
- 顾客接洽体验；
- 有主动性；
- 之前有在卫生保健领域从事监管职务的工作经验；
- 有"直面挑战"的态度。

期望特征

- 近期有在普通口腔诊所团队工作的经验；
- 有向患者沟通口腔护理的非临床术语的经验；
- 团队合作者，具备与同事和患者建立坚实关系的能力；
- 营销或销售经验；

> - 刻苦勤奋;
> - 具有职业发展的动力和敏锐度。
>
> **工资**
>
> 依据英国口腔诊所经理协会工资标准。

　　诊所经理的角色与牙科职业一样都在不断地发展当中。牙科行业的巨大商业化变更和诊所经理角色的不断发展都为诊所经理提供了多种个人和职业发展的机遇。

第二章
牙科团队成员

团队

最近几年牙科专业人员的角色和资质都发生了巨大的改变。由于口腔护理专业人员（DCP）职业趋于结构化，牙科总会确定了针对所有牙科团队而不仅是牙医的可登记资质课程。课程框架中包含整个职业化团队所需的知识、技能和天赋，确保口腔护理专业人员有能力在提供优质口腔服务方面起到更广泛的作用。

团队合作是现代牙科行业的核心。牙科团队由一群牙科专业人员组成，每个人都具备特定的技能和专业知识。团队要想合作成功，每个人必须清楚了解他们各自在团队中的位置。诊所采用如图2.1中的公司结构图，确认诊所的等级支付，每个人都可以专注履行他们的团队角色。

牙医

全英国普通诊所有27000多名在职牙医。1948年，建立英国国民保健服务室；20世纪90年代，多数牙医以独立承包商的身份就职于卫生部，提供国民保健服务（英国）（NHS）治疗。然而，很多牙医集体或是个人提出辞呈，因为他们不满意服务条款和收入。

很多牙科诊所是小型的私营业务，要求牙医具备多种业务管理技能，才能确保诊所存活下去。一些牙医选择不担当其他角色，而是与法人公司合作；这些法人公司是在牙科总会登记的牙科公司，负责向公众

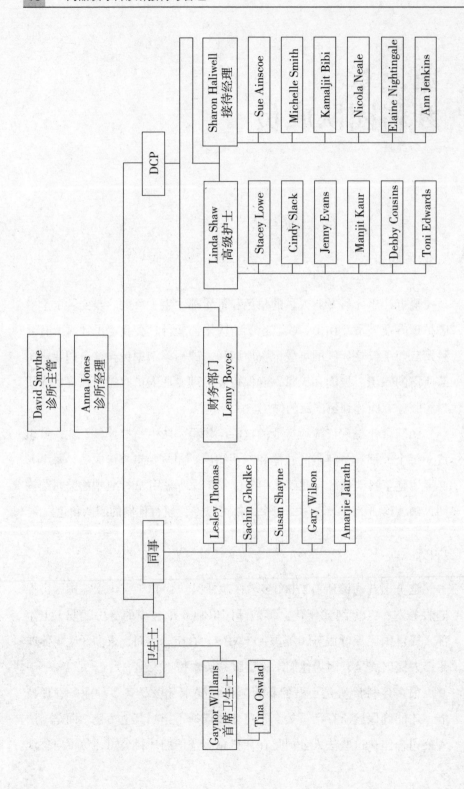

图2.1 公司结构图

提供口腔护理。在牙科公司工作的牙医提供口腔护理，而牙科公司雇佣经理管理业务。

英国的牙医数量不足。在一些区域，口腔护理贫乏的情况相当严峻，英国卫生管理局已经开设了雇佣带薪牙医的口腔治疗中心，提供紧急护理。

为了向患者提供最高质量的护理，牙医需要与牙科护士、卫生士、牙科治疗师、技师、诊所经理和接待员共同合作。

资质

英国有14所牙科学院提供牙科学士资质的5年课程学习。达到资质要求后，牙医必须在牙科主管部门牙科总会登记。毕业后，多数牙医选择在普通牙科诊所工作，工作期间在指定的职业培训师的监督下进行一项职业化培训课程。

一旦合格，要求牙医继续职业发展，满足牙科总会设定的终身学习标准。从业人员必须提供达到这些标准的依据才能更新年度登记，没有达到这些标准的不得从事牙科行业行为。

牙科护士

牙科护士对治疗室内的平稳运行起到核心的作用，他们协助牙医、治疗师和卫生士提供口腔治疗。具备了治疗程序的详细知识后，牙科护士准备好临床医生要求的材料和医疗器械，协助吸唾，保持临床医生工作的手术区域处于干净、干燥状态，让患者感到舒适。牙科护士负责确保约诊过程中患者的舒适感和安全性。

每次预约之前，牙科护士要先准备治疗室。在检查的过程中，牙科护士负责在患者病历上记录牙医的诊断。当患者离开治疗室，牙科护士进行严格的交叉感染控制措施，清理临床区域，对所有医疗器械进行消毒处理。一些牙科护士也从事接待或一系列行政工作。

资 质

在普通牙科诊所内，由牙医和高级护士对新牙科护士进行初级培训。想要通过资格考试，实习护士必须报名一家提供认可资格考试的夜校、在职学习或远程教育的培训机构。

牙科护士在注册之前，雇主判断牙科护士是否拥有正规资质。因此，尽管一些牙科护士符合资质要求并且在牙科护士自愿登记处登记过，但是那些只是接受雇主培训的牙科护士，他们没有正规资质。只有持有认可资质的护士才能登记。但是，牙科总会对于没有认可资质的牙科护士提供2年的审核期，牙科总会将会评估这些牙科护士是否具备登记要求的培训和经验。过了2年"过渡期"后，只有获得认可资质的牙科护士才能登记。

牙科护士的主要资质包括英国国家牙科护士证书或英国国家口腔保健职业资质。牙科医院也有他们自己的牙科护士培训课程和牙科护士技术证明。

现在为合格的、注册的牙科护士打开了新的职业道路。很多牙科护士拥有牙科放射线技师的资质，该证书是由牙科护士考试委员会、放射摄影协会、英国口腔颌面外科放射学协会（BSDMFR）联合提供的一种资质证明。完成这项课程，牙科护士就有资格进行牙科X线工作。

有兴趣宣传口腔健康的牙科护士可以获得BTEC口腔健康教育证书，就职健康教育工作，专注于预防护理和吸烟、饮酒对口腔健康的影响。合格牙科护士的其他职业选择包括培训成为矫正护士、特殊护理护士或是护理协调员。

卫生士

英国大约有3900位牙科卫生士。他们的职责是患者教育，将口腔健康作为口腔疾病预防方法的一部分。牙医对患者的治疗需求做出评估后，如果有需要可以与卫生士进行预约，卫生士会对牙齿、牙龈进行彻底的清洁，并且就如何进行有效的家庭护理程序给出建议，例如定期使用牙线、仔细刷牙等。大多数患者每6个月回访1次，维持好的牙龈健康。如果患者出现早期牙龈问题，例如牙龈炎，牙医会建议患者去找卫生士进行一系列疗程。卫生士也可以使用氟化物和窝沟封闭剂防止儿童蛀牙。

由于英国的卫生士人数少，一些诊所想要聘用一位卫生士是不太可能的，所以牙医会进行常规的清洁并自己提供口腔卫生建议。其他诊所雇佣一位口腔卫生教育工作者或护理协调员，向患者提供维持口腔健康所需的技能。

资质

很多牙科卫生士一开始都是牙科护士，然后才申请牙科卫生学校寻求职业发展。卫生士有两种认可资质：一种是牙科卫生士证书，另一种是牙科治疗综合证书。随着口腔护理专业人员在普通牙科诊所角色的延伸，卫生士角色和资质也在不断地发展当中。

卫生士必须拥有资格证明并且在牙科总会登记，才可以在英国执业。牙科卫生士的全日制培训课程时间是2年。牙科卫生学校是牙科教学医院的附属学院。由于名额很少，因此每年的竞争相当激烈。

牙科治疗师

英国目前在职的牙科治疗师约有370名。预期在法律变更之后这一人数会有所增加，变更之后的法律规定牙科治疗师可以在普通牙科诊所工作。治疗师执行某些临床程序，例如简单的补牙、拔牙和安装牙冠。他们也负责进行牙印模制取、口腔X线拍摄、让患者镇静下来和打针等。

英国第一次有牙科治疗师的职位时，他们只能在社区牙科服务（学校诊所）工作。牙医进行初诊，然后治疗师在牙医的监督下进行某些治疗。

近几年治疗师的作用越来越广泛，普通牙科诊所的牙医可以雇佣多名治疗师提供具体的治疗。同时，牙科治疗培训学校的建立帮助培训更多的治疗师在英国就业。牙科卫生士可以参加其他培训提高他们的资质，成为牙科治疗师。

资质

牙科治疗师必须拥有资格证书并在牙科总会处注册才能在英国执业。注册资质包括牙科治疗证书或卫生和牙科治疗综合证书（牙科卫生和治疗学校授予）、牙科卫生和牙科治疗学士学位。

诊所经理

诊所经理的角色对于牙科诊所是相对新的一个概念，20世纪90年代，随着牙科诊所越来越商业化，出现了诊所经理角色。诊所经理负责诊所日常运行，监督相关的法律、人事和业务问题，而牙医专注于临床事务。

很多诊所经理都是从牙科护士、接待员或卫生士开始他们的牙科职业生涯的。但有时牙医雇佣非牙科、管理背景的诊所经理，然后在团队内部扩充他们的技能范围。

不同的诊所经理角色也会不同，一般包括财务管理职责，例如记账、管理工资单、预算、管理现金流、编制财务报表。人事管理职责包括雇佣、培训和管理员工。行政职责包括程序的设计和执行，例如转诊制度、国民保健服务（英国）申报。现在越来越多的诊所经理负责诊所信息技术系统的维护、开发，处理诊所宣传和患者反馈计划。

资质

虽然牙科行业很多将诊所经理归为口腔护理专业人员一类，但是由于他们的职责是非临床任务，不需要持有认证的资质或是在牙科总会注册。有效管理牙科诊所所需的技能和知识是国家职业资格四级或以上的牙科诊所管理资格证书。历史最为悠久的资格证书是BTEC牙科诊所管理专业证书，持有该证书的个人有权在其姓名后面使用牙科诊所管理证书字样。

接待员

最近几年，牙科接待员的角色发生了巨大的变化。接待员需要成为多技能专家，拥有服务和健康护理部门的技能，进行一系列正式和实践培训、体验，满足患者和牙科团队同事的需求。由于接待员的很多工作是依据患者的观点执行的，因此系统的工作体系很重要，可以增加诊所的专业化形象。

接待员的角色远不是表面那么简单。接待员是公众和诊所团队之间的重要纽带。他们对诊所的形象宣传起到关键的作用，因此应该考虑接待员的外貌及与患者、同事的相处方式。

患者的舒适和快乐是接待员最关心的一点。很多患者在看牙医时都会很焦虑，而且他们的焦虑感会随着长时间等待和在治疗室将会发生的不确定事情而增加。接待员应该留心患者的感受、行为，总是保持冷静、自信。不仅仅是患者会感到有压力；工作地点的每个人都会有压力，接待员应该认识到他们的职责是团队和患者之间的联系纽带，确保通知每个人，并保持善意。

当与患者通话时，接待员应该保持友好、高效的态度。保持积极的语调很重要。诊所应该制定电话协议，反映出诊所的执业理念，团队所有成员在打电话时都需要遵守协议规定。获得在压力下工作的经验。一位好的接待员要学习判断患者、牙医和同事的心情。

资质

类似诊所经理，接待员有非临床职责，不需要持有认证资质或是在牙科总会注册。雇主根据需要提供培训和资格证书。很多情况下都是内部提供培训。英国牙科接待员协会推介成员在诊所进行为期6个月的实践体验后可以获得BTEC牙科接待高级证书，基本了解接待员所需的知识和技能。这个证书承认新接待员的已有知识和技能，促进正式行政和接待技能的发展、应用。课程的发展目标是为了满足新接待员和有经验接待员的需求，不论他们是否拥有牙科行业或其他健康护理领域的经验。

护理协调员

护理协调员是牙科团队新增的一个角色。这一角色的目的是为了加强临床医生的工作。患者见完牙医、接受完诊断之后，护理协调员可以与患者讨论治疗选择，帮助患者了解治疗选择和成本。在业务繁忙的牙科诊所，患者通常感到他们没时间询问希望了解的所有问题。护理协调员是沟通者，他们花时间建立患者的认知口腔需求，向患者展示怎样利用现有的一系列护理方式，选择满足这些患者的口腔需求，使患者能够真正地了解如何选择。牙科诊所内护理协调员角色的引进提供了一个卓有成效的患者护理双赢法。

护理协调员所需的技能包含社会学、心理学、沟通和道德输出等知识。多数护理协调员都是牙科团队内有经验的牙科护士或接待员，他们继续参加学习、加深了解患者的观点，以便向患者提供他们需要的所有信息。

资质

2001年6月，牙科资源公司推出了一个牙科护理协调员资格证书，即BTEC牙科护理教育高级证书，让诊所从一个全新的非临床患者护理方法中获益。护理协调员的角色在英国牙科团队中变得越来越普遍，致力于能够让患者了解关于他们口腔健康的所有决定，这需要通过积极协助患者从价值方面而不是简单从成本上了解治疗选择。可以进行内部培训、远程学习或参加讲习班。

牙科贸易

牙科贸易是由向牙科医务人员提供产品和服务的公司构成，包括生产商、批发商、经销商和服务供应商。一些牙科供应公司派遣他们的代表去各个诊所收集订单，而其他牙科供应公司倾向网上贸易或是电话贸易。生产商雇佣代表通过向牙医出示样品、展示在新材料上进行的科学试验结果，介绍新的产品。

牙科贸易经销部门的竞争是非常激烈的，诊所可以在同一个经销商那里采购所有产品而获得优惠折扣。

牙科贸易支持牙科团队的方式很多。包括为牙科会议提供慷慨的赞助、提供专业基金奖、为个人其他研究资质提供补助和奖金。从牙科贸易的角度来看，这些活动帮助他们宣传自己的公司，与现有和未来顾客建立持久的关系。

英国牙科贸易协会（BDTA）每18个月会举办一次贸易展览会，又称为牙科展。牙科展是牙科行业的重大活动，吸引了牙科贸易各个方面的参展商。牙科展的举办时间从周四至周六，吸引成千上万从事牙科行业的参观者。很多诊所的全体成员都会参加牙科展，致力于团队建立和职业发展。

资质

牙科行业培训机构（DITI）是英国牙科贸易协会的培训机构。依据协会提出的《诊所规范》，会员诊所有责任确保他们的员工拥有持续的经验、产品知识和适当、有效履行职责的能力，这包括有效、及时对顾客的询问做出回应。

作为最低要求，所有相关员工应该自就职于会员制诊所起2年内获得英国牙科贸易协会牙科行业入门证书。英国牙科贸易协会培训课程作为辅助工具，提供牙科行业内的基础培训标准。BDTA也是信息的来源，提供牙科行业内关于培训、教育和职业问题的建议。

牙科技术员

英国的牙科技术员人数为8000名左右。牙科技术员是牙科团队的重要成员。他们进行一系列口腔修复工作，包括牙冠、牙桥、正畸矫治器和全口义齿。尽管多数情况下，技术员是在私人商业技工室工作，向诊所提供服务，但是牙科技术员仍然是从事于牙医书面指导的牙科团队整体的一部分。

现在一些技术员，又称为义齿技师，他们的工作不符合1984年的《牙医法》的规定。在没有接受牙医临床评估的情况下就为公众安装义齿。法律的变更是为了保护公众，确保没有天然牙齿的患者仍然要让牙医定期检查软组织。这种检查能够潜在识别口腔组织的条件，如果在早期阶段就识别出问题很可能成功治愈。

资质

同一法律规定了牙科技术员的正规资质和注册，接着是牙科护士注册。这样接受过牙医的临床评估后的患者可以安装注册"临床牙科技术员"制作的义齿，牙科技术员所在的注册牙科技工室不一定是在牙科诊所内部。这种方法参照了光学眼镜服务建立的模式，患者在接受过眼睛测试并且获得镜片的处方后可以自由选择购买眼镜的地方。

以前牙科技术员的主要资质是BTEC牙科技术证书。但是，2004年9月，批准了首个牙科技术员基础学位，并且引进到英国各所大学。牙科技术员基础学位是由英国诺丁汉人民学院联合莱斯特市的德蒙福特大学共同颁发。

使用大学基础学习和真实工作地点提供的有效结构化职业培训，牙科技术员基础学位提供了牙科技术教育和培训。大学结合当地诊所牙科技工室的实践培训提供基础学位。基础学位的发展满足牙科总会设置的注册要求。

现在牙科团队成员在患者护理方面的技能和资质比以往都重要。以前全职是指口腔护理专业人员，只是和牙医一起工作。而现在口腔护理专业人员在牙科行业有自己的职业，并且维持最高标准的工作表现。

英国牙科行业内的官方机构

国民保健服务（英国）（NHS）

作为欧洲最大的用人机构，国民保健服务（英国）是在1946年的《国民保健服务法》中提出的。国民保健服务（英国）提供三级护理：初级、中级和高级。患者可以自己决定去找牙医、全科医生、药剂师接受初级护理。中级护理包括医院和其他地点的普通医疗和牙科服务；这些服务是参考初级护理医生向患者提供的。高级护理服务则非常专业，例如那些在重症监护室或神经外科、胸外科提供的服务，需要尖端技术和设备。

国民保健服务（英国）是由安奈林·贝文提出的，向那些有需要、接受中央政府资助的患者免费提供健康护理服务。之后第二次世界大战期间，英国经历了5年的艰苦期，为了改善国民健康建立了NHS，当时的想法是随着国民变得越来越健康，对于NHS的需求就会减少。事实上，正是因为NHS成功地延长了国民的寿命，并且提供了新的服务，对于NHS的需求已经超出了刚开始的预期并且会持续增长。

NHS建立的前10年几乎没有资本投资，到了1951年，由于资金短缺，需要向牙科和眼科患者收取费用才能继续提供服务。这种与最初免费提供治疗服务的政府之间的差异引起了英国国会，乃至整个英国的哗然。20世纪50年代开始对NHS进行结构重整；2004年11月公布了如图2.2的结构，代替2002年提出的结构。在这种结构下，NHS的资金来源是税费和患者诊费。英国卫生大臣决定如何向NHS分配资金，有责任向国会汇报运营情况。卫生部门负责运营、改善NHS并且在以下"半官方机构"的协作下发展服务：

- 现代化机构；
- 执行机构；
- 非执行机构；
- 特殊卫生局。

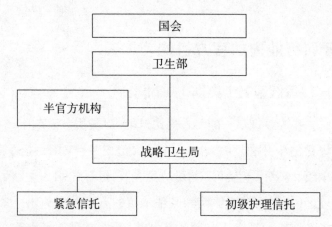

图2.2   国民保健服务（英国）结构：英国

战略卫生局（SHA）

28所战略卫生局充当卫生部与NHS信托和初级护理信托（PCT）之间的纽带。战略卫生局的职责是支持、监督PCT的工作。

紧急信托

这些NHS信托机构管理医院，确保医院提供优质健康护理以及医院高效使用资金。紧急信托业确定医院改善服务的策略。

初级护理信托（PCT）

初级护理信托是地方卫生组织，负责管理地方卫生服务。它们的职责是确保地方个人接收到充足的服务。全英格兰总共有303个初级护理信托机构，每一个都负责特定的区域。卫生部为每个初级护理信托机构提供资金。如果你是第一次遇到健康问题，你可以找初级护理供应商寻求帮助，例如牙医、验光师或医生。PCT对它们所在区域的所有供应商负责。每个PCT都有三大职责：改善当地人健康和减少健康的不平等性；提供有效、应答式的地方健康服务；为来自国民保健服务（英国）的患者提供最佳服务。执行委员会和委员会决定信托机构的运营方式。

执行委员会是PCT的"机舱"，负责决定信托机构如何投资、规定政策。执行委员会一般由7位普通医生、2位护士、1位拥有公共健康和健康宣传经验的专业人员以及1位社会服务高级人员组成。委员会由执行委员会指派，一般由11位成员组成，包括1位主席、5位核心成员、1位行政长官、1位财务主管和3位专业人员。这些专业人员一般都是1位普通医生、1位护士和1位临床管理主任。部长负责指定主席和核心成员。

牙科总会（GDC）

General Dental Council

牙科总会负责监管英国的牙科专业人员。牙医、牙科卫生士和牙科治疗师必须持有在牙科总会的注册证明才能在英国执业。牙科护士和牙科技术员自2006年7月开始接受牙科总会的监管。所有注册的牙科专业人员需要持有相关的资格证明并且通过继续教育（CPD）更新证明。根据英国法律规定，牙医必须每5年保持250小时的继续职业教育。未来，牙科总会登记簿上的所有牙科专业人员都要求强制性进行继续职业教育。

牙科总会致力于保护公众和履行以下职责：
- 确保英国牙科专业人员教育和培训的质量；
- 登记那些有资格执行牙科行业行为的个人；
- 每年重新登记从业人员，维持他们的执业资格；
- 发布牙科专业人员登记簿；
- 规定牙科诊所行为标准；
- 管理公众对于牙科专业人员技能、行为或卫生等方面的投诉。

牙科总会有权通过以下3个法定委员会执行：

- 初步程序委员会；
- 职业行为委员会；
- 卫生委员会。

牙科总会的工作包括向患者提供信息并且提供职业指南，确保公众利益得到保护。公众成员可以通过登录网站www.gdc-uk.org查找牙科总会注册从业人员数据库，也可以投诉注册的牙科专业人员。

法人制牙科行业

目前，牙科总会拥有牙科机构企业的监管权。企业需要向牙科总会提供说明企业各个方面的年利润。1956年的《牙医法》禁止成立运营牙科行业业务的新公司，尽管当时仍有27家公司允许存在。之后，由于牙科总会认为这个禁止法案不能够起到保护公众的作用，因此取消了这一禁止规定。

20世纪90年代中期，已有牙科机构企业的利益大范围增长。公司支付6位数的金额购买牙科机构企业，以便购买英国诊所并且组建口腔护理品牌连锁店。连锁店主要通过企业管理结构进行管理，最终避免牙医承担企业所有权和诊所的日常管理。

业内对于企业增加的初始反应是其中需要关注的问题。但是，现在看来很多人都认为牙科机构企业近几年在牙科服务的发展方面扮演着重要的角色。

牙科诊所委员会（DPB）

1946年的《国民保健服务法》建立了牙科诊所委员会，1948年开始正式运营，但是当时牙科诊所委员会的名称为牙科评估委员会。牙科诊所委员会成立的目的是监督NHS普通牙科服务后的治疗的付款和管理情况。1988年的《卫生和药品法》将牙科评估委员会改名为牙科诊所委员会，地点还是最初Temple Grove学校建立的伊斯特本，但是该地点在战争时期由国家批准社团协会占领。

牙科诊所委员会的法定责任是：

■ 考虑提前治疗或付款的NHS牙科索赔申请表；

■ 制定月费用付款时间表；

■ 支付NHS牙医工资；

■ 核实并且通知初级护理信托（PCT）机构牙医违反服务条款规定的行为；

■ 向英国相关人员提交年度报告，并且提供与牙科诊所委员会工作现任骨干的数据或其他信息。

NHS

Business Services Authority

Dental Practice Division

依据"重组半官方机构部门"政策文件规定，牙科诊所委员会于2006年3月31日解散，与NHS业务服务机构（BSA）合并。作为BSA的一个部门，牙科诊所委员会会继续根据于2006年4月1日签署的新牙科合同要求运营NHS牙医合同相关的支付系统，收集NHS牙科治疗条款有关的数据。

自2006年4月1日起，卫生机构负责委托NHS普通牙科服务，监督牙医活动。提供NHS治疗的诊所签署新的普通牙科服务（nGDS）合同，就NHS护理供应的年度价值和活动等级达成一致。每年向诊所支付的金额是合同金额减去患者费用后剩余的金额。

代表机构

成立了专业协会，代表牙科行业内成员的利益。有些牙科专业人员团体拥有很多相关团体和协会的选择。最有名的代表机构如下：

英国牙科协会（BDA）

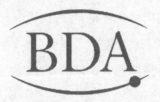

有很多专业牙医机构。初级的代表机构是英国牙科协会（BDA）。英国牙科协会将自己描述成英国专业协会和牙医工会。拥有超过18000位合格成员，大多数牙医都选择加入协会。英国牙科协会制定政策代表从普通诊所（社区和医院背景）到大学和部队范围内各个地点工作的牙医。

英国牙科协会致力于为成员获取最大利益，包括不论是通过提供服务和产品，还是确保自身是健康护理政策制定过程中的政府机构。英国牙科协会向成员提供法律、卫生、安全和教育建议，以及英国4个区内各个有影响力的政策。

英国牙科护士协会（BADN）

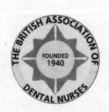

英国牙科护士协会（BADN）是英国唯一认可的牙科护士专业协会。成员可以是牙科行业各个领域的牙科护士。日常的行政事务在弗利特伍德总部进行。选举出来的牙科护士理事会运营BADN事务，理事会所有成员都致力于改善牙科护理职业。BADN代表业内各个等级牙科护士的利益，与所有适当的组织合作，例如牙科总会、国家牙科护士考试委员会和其他牙科组织。BADN组织年度BADN牙科护士会议和定期学习日，牙科团队的所有成员都可以参加。

BADN成员会享受很多会员福利，除了季刊《英国牙科护士报刊》以外，还享受从免费的法律咨询到产品、服务、保险和健康护理折扣。与地区、地方团体网络一样，BADN有专门服务于部队、牙齿矫正、特殊护理、镇静、诊所管理或接待和培训、评估工作的牙科护士专家国家团体。他们的网站设有一个会员专区，提供关于牙科护理发展的最新信息。会员也会收到一个光驱，可以从网站会员专区处更新。

英国牙科卫生士协会（BDHA）

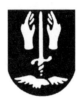

英国牙科卫生士协会力争：

- 宣传口腔健康学习，为公共或私营机构提供咨询，就牙科卫生士职业提供相关指导；
- 维持牙科卫生士职业的荣誉和利益；
- 保护成员的共同利益；
- 提供后续。

网站地址是www.bhda.org.uk。

英国牙科治疗师协会（BADT）

英国牙科治疗师协会（BADT）代表牙科治疗师。使命是：

- 提升BADT成员的利益和幸福感；
- 促进合作，提供协会成员之间交流的渠道；

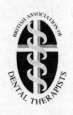

- 促进牙科治疗师工作领域的研究和发展；
- 联系其他专业机构；
- 鼓励在社区宣传口腔健康。

网站地址是www.badt.org.uk。

英国牙科诊所经理协会（BDPMA）

英国牙科诊所经理协会是诊所经理的代表机构。该协会是由伯明翰的一群诊所经理于1993年创建。BDPMA已经建立了全国会员身份，通过各种会员服务、季刊、地区会议和年度全国会议为诊所经理提供支持和信息。他们的网站地址是www.bdpma.org.uk。

英国牙科接待员协会（BDRA）

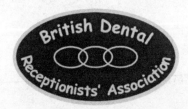

英国牙科接待员协会（BDRA）成立于2002年1月19日。在此之前，接待员只是牙科行业内没有代表机构的一个群体。该协会建立的目的是赋予接待员在牙科行业内的话语权，并向成员提供关于支付、条件和培训要求方面的指导。BDRA致力于作为牙科业务的前台代表，让接待员表现出不断发展的角色作用，还熟练拥有健康护理和服务方面的技能。

BDRA的使命是：

- 确定接待员在牙科团队内的角色；

- 提供发展相关技能的机会；

- 建立基础资质；

- 代表行业内接待员的观点；

- 提供接待员之间相互沟通、交流想法的渠道；

- 提供薪酬指南。

网站地址是www.bdra.org.uk。

英国牙科贸易协会（BDTA）

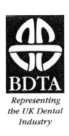

英国牙科贸易协会（BDTA）是一群向牙科行业提供产品、服务的生产商、批发商、经销商和供应商，本着互惠互利的原则联合起来的一个群体。成员能够享受一系列有益服务，促进业内整体的健康。BDTA建于1923年，现在代表着105家成员公司的利益。是一个非营利组织，由选举出来的代表理事会进行监管，每年会面6次。理事会建立委员会和工作组执行营销、培训、编辑和数据活动。当委员会出现空缺时，成员公司有机会推举个人参加。

每个牙科年度的重头戏是BDTA牙科展，一个全国牙科专业人员的贸易展览会。

网站地址是www.bdta.org.uk。

牙科技术员协会（DTA）

在2002年以前，牙科技术员教育和培训咨询委员会（DTETAB）代

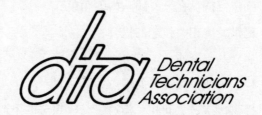

表牙科技术员。牙科技术员协会（DTA）建于2002年10月9日。这不仅仅只是名称变更，而是形象、概念和功能的根本性变更。DTETAB以培训和交易为基础，DTA的职责是帮助牙科技术员获得法定注册证明。DTA已经建立了一个互联网网站，方便成员登入，并提供一个更新的时事通讯。不久将会建立免费的法律服务热线、赔偿保险和折扣计划。网址是www.dta-up.org。

第二部分
前台技能

第三章
前台沟通

与同事沟通

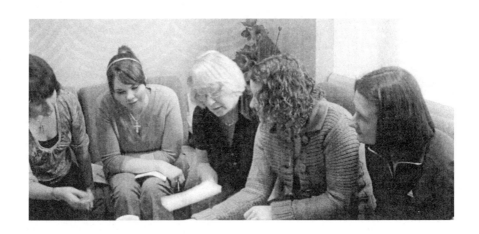

在全世界所有的工作场所，同事之间会建立一生的友谊；牙科诊所也不例外。很多牙科专业人员将他们的团队描述成"家庭般"团队。这些亲密的个人和职业关系建立了相互支持、共同发展的团队，需要注意的是，当这种关系被破坏，后果是灾难性的，正如家庭破裂。由于紧密的团体是由团队内好的人际关系形成的，因此，建立诊所内良好的沟通是非常重要的。

有效的沟通需要各种先天和后天学习的技能，要求个人和诊所管理团队的积极配合。诊所沟通的中心是接待员；这里的沟通质量将会对业务和人际关系产生重大的影响。接待员的沟通角色是建立如图3.1中诊所各部分之间的联系。

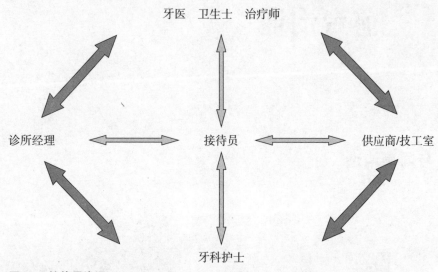

图3.1   接待员沟通

对于这种工作模式，诊所手册中应该按照团队成员意愿，记录一致的、有效的沟通政策和程序。

诊所手册

制定诊所手册有很多好处，其中一个好处是能够明确诊所在各种条件下对员工提出的预期要求和员工对诊所的预期要求。一个标准的诊所手册将在以下标题下方规定诊所标准：

公司结构

组织图。

人事管理

（1）雇佣说明；

（2）任务说明；

（3）服务标准；

（4）诊所规范；

（5）团队发展；

（6）团队会议；

（7）入职；

（8）考核；

（9）沟通；

（10）纪律和投诉程序；

（11）医疗；

（12）保密规则；

（13）平等机会；

（14）滥用药物政策；

（15）反歧视或骚扰政策；

（16）防火规范。

诊所发展

（1）与总部沟通；

（2）使用计算机；

（3）数据保护；

（4）信息自由法；

（5）电话协议；

（6）患者权利；

（7）行政系统；

（8）监督系统；

（9）感染控制；

（10）健康和安全；

（11）市场营销；

（12）患者条款和条件；

（13）投诉程序；

（14）诊所信息宣传单。

待确定、沟通预期后，这些预期就成为公平、公正的工作环境的基础。

> 很多诊所都有不同形式的诊所手册。遗憾的是诊所手册都放在较远的货架上没有使用。其实，诊所手册对新、老团队成员是一个理想的多功能工具，提供信息和工作说明。因此，必须经常更新诊所手册，且诊所内每个人都可以用。有些诊所会发给每位成员一份打印版诊所手册。但是，由于诊所手册页数多，打印费很贵。而且更新诊所手册的时候也比较复杂，因为你必须雇人将手册中的旧版页替换成新版页。
>
> 现在很多诊所的计算机系统很完善，因此建议打印一份手册的原版副本，然后交给每位团队成员印刻在CD上的副本。此外，当诊所规划网站时，如果选择一种团队专区格式，那么团队可以登录诊所网站获取手册。

规范化工作说明

手册的制定应该是一个团队项目，每个人都应该根据他们的工作内容制定工作说明和标准。待书面制定手册后即成为新团队成员的培训手册。通过这种方式，在招募新员工时，提供原本工作说明，而不是经多人之手后的说明。当编制工作内容时，团队成员应该结合他们的工作方式，这样能够发现更高效的工作方法。

确定了预期，即为同事之间有效沟通设定了场景，可以基于惯例、感同身受和尊重建立一个舒适地带。为了发展这一环境，团队中每位成员都扮演着各自的角色，沟通应该切题并且具有：

- 明确、共同的目的（没有明确说明，但是可以理解）；
- 规定的渠道，例如备忘录、弹出窗口、注释、口头语言等。

具备了这些沟通基本要素，沟通的成功与否取决于双方之间通过以下方式的合作：

- 双方必须有意愿沟通；

- 双方应该了解其他人的观点；
- 书面沟通必须适当、清晰、简明；
- 电话沟通应该采用技巧。

不能低估参与沟通过程双方的重要性。当沟通结果不令人满意时，要明确哪些环节可以改善，以增强未来沟通的效果。沟通链理论正好提供了这种机会。

沟通链

在社交和工作场合，沟通是重要的一种技能。当具备尊重、一致的沟通渠道时，才更有可能形成一种和谐、相互尊重的关系。当沟通不稳定或是不礼貌时，对于整个诊所的影响将是灾难的、深远的。管理层必须规定沟通规则和渠道，团队必须理解并按照这些规则执行。与所有管理活动一样，沟通的研究、设计、规划和执行对于确保最大成功机会起到核心的作用。

当信息被发出、接收和理解时，即产生了有效的沟通。拙劣的沟通产生的问题会严重损害动力、声誉和可信度。对于一些人来说，沟通就像呼吸一样普通，而对于其他人来说，沟通需要付出巨大的努力，要求他们聚集全部的勇气克服内向的性格。当工作场合的沟通或压抑整体上取决于个人的性格和情绪反应，那么稍有差异就会产生冲突。为了确保成功的沟通，需要理解沟通过程；这一过程是利用沟通链的类比法解释的。同样的，一条链条的最大强度等同于最弱的环节强度，沟通过程是一系列互相联系的过程，整合起来将信息从发送者传到接收者。

图3.2显示的沟通链分为4个过程，具有沟通的双向本质。这一框架帮助识别沟通链环节中的行为和回应结果，协助我们评估、施展技能，最终提高沟通效果。

沟通链的前两个环节涉及发送者的活动。这些是沟通的主动式阶段，通过信息的接收和解释，直接引起接收者的回应活动。待理

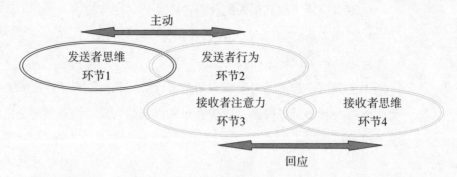

图3.2　沟通链

解信息后，接收者可以选择成为回应的发送者，引起沟通链环节1和沟通链环节2的活动。

沟通链环节1：发送者思维

在沟通链这一阶段，核心思维过程先于行为发生。沟通链环节1，确认沟通需要，发送者确定他们想要从沟通中获得什么。发送者开始进行初始的研究过程。有些时候，这一过程是一个正式的信息收集过程，需要大量的时间和资源，而在其他时候，这一过程只是简单地按协议办事的过程。

这一阶段，发送者需要具备以下技能和天赋：

■ 规划技能的能力；
■ 表达情感和处理情感问题的能力；
■ 清晰准确发送信息的能力；
■ 表达不同意见和适当考虑他人观点的同时拥护自己观点的能力。

这一阶段，发送者需要：

■ 清晰准确了解他们将要发送的信息；
■ 根据其他人要求的行为或回应决定；
■ 选择正确的沟通方法；
■ 选择正确的语言。

沟通链环节2：发送者行为

这里，发送者依据沟通链环节1中的思维做出行动。当这一环节的行动与可知结果保持一致，那么有效沟通的机会就会增强，沟通过程转移到沟通链环节3，接收者注意。但是，如果行为不连贯或是执行效果差，那么沟通链会断开，获得成功结果的可能性也会丧失。

就沟通链环节2中的书面沟通而言，备忘录、注释、报告和通知，如果使用适当，是不错的沟通渠道。

成功完成沟通链环节2所需的技能和天赋是：

- 开始交谈的能力；
- 书写技能；
- 阅读能力；
- 给出建设性批评意见的能力；
- 感同身受；
- 交际能力；
- 自信；
- 选择恰当语言的能力。

选择合适的沟通时间和地点很重要。沟通链环节1会做出选择，然后在沟通链环节2实施。找到恰当的时间和地点，要求感同身受、注意交际方法和自信。这一阶段，发送者需要：

- 选择恰当的沟通媒介：80%的沟通是非语言沟通，通过肢体语言、社会知觉和时间实现。语言不一定比说话的方式更有效。我们通过姿势、姿态、面部表情和音调发出非语言信号。

- 坚定：坚定是一个经常被误解的概念。看看下面对于坚定、不坚定和侵略性的行为特征：

  - 不坚定就不能有效地维护自己，通常会把自己的患者拱手让人。

  - 侵略性会损害他人的权利。攻击性行为不总是直接的行为。采取明显消极行为的个人会通过操控、不合作或是无声的傲慢损害他人的权利。

- 保持坚定的立场就是在不损害他人权利的同时维护自身和自身的权利。你可以倾听而不是争辩、问询而不是勉为其难地接受。

■ 选择正确的时间和地点：选择和同事交谈的正确时间非常重要。举例来说，等待恰当的时机"私下谈论"你所关心的事情与在很多人面前谈论或是在公共场所谈论就有不同的效果。没有哪一种方式是完全正确或错误的，只是简单的选择，在沟通链环节1中做出决定。

沟通链环节3：接收者注意力

只有在沟通过程中双方保持积极主动的态度才能促成沟通。在解释信息之前，必须先让信息被接收。沟通链的这一阶段纯粹是感官性的。只有信息引起接收者的注意才能完成交流过程。

只有当接收者注意到沟通时，沟通过程才能继续。如果你写了一封信，但是没有寄出去，那么信中包含的信息就不会引起接收者的注意，因此这种交流就是失败的。这同样也适用于有人寄信给你，你选择不看，当接收者不听取发送者的语言信息时，沟通就是失败的。

为了充分理解倾听强化沟通的方式，尝试做图3.3中的倾听练习。

倾听是重要的沟通活动。关于倾听，有三大事情需要记住：

■ 倾听和听到不是一回事：听到只是倾听复杂过程中的一个阶段。听到是接收声音的身体行为。听到可以通过其他方式表现出来；

■ 听到是用耳朵听，但是倾听则是用心去听；

■ 倾听不是偶然发生的：倾听需要心理能量、持久的注意力和理解。当你专心倾听时，会发生以下的身体变化：

- 脉搏加快。

- 体温上升。

- 瞳孔张大。

倾听练习

进行这项练习时，你需要两位同事的帮助；让一位同事扮演发送者，另一位同事扮演接收者。

阶段1

（1）让发送者告诉倾听者5件快乐、轻松的事情。

（2）让接收者在听取发送者发送的信息时不要提供任何视觉或语言信号。

注意双方的肢体语言。

阶段2

（1）让发送者和接收者互换角色，重新演示阶段1的场景。

（2）让发送者描述在练习过程中他们的感受。

- 他们选择的活动；
- 接收者对他们的回应。

阶段3

（1）现在让发送者确认他们想要放进"101室"的东西。这是他们想要摆脱的琐碎烦心事。让他们告诉接收者是什么事，为什么会让他们心烦。

（2）这时让接收者全心专注发送者，表现出他们的肢体语言，给予眼神接触，适当微笑。

阶段4

（1）让发送者和接收者互换角色，重新演示阶段3的场景。

（2）和参与者讨论他们对两种倾听方式的体验感受。

图3.3　倾听练习

倾听是一种被严重低估且具有强大力量的沟通工具。在这一阶段，发送者和接收者都参与了沟通，例如你说的同时我在倾听。

沟通链环节4：接收者思维

我们每个人都以自己的方式看待我们周围的世界。心理学家乔成功完成沟通链环节3所需的技能和天赋：

- 积极倾听；
- 建立融洽关系；
- 如果你不确定，请核实信息；
- 做出反馈，表现出你的理解；
- 给予发送者修改信息的机会。

倾听是一种可以通过学习加以改善的行为。一收到信息后，就开始解读过程，转移到沟通链的环节4，也是最后一个阶段。

治·凯利相信我们是根据过去的经验看待世界的，因此我们形成了个人对世界的认知和预期。我们基于自身的态度、价值观和信念做出价值判断。同时，这些判断让我们抗拒、拒绝或是忽视某些沟通。即使是发送者在沟通部分已经做到完美，接收者也会选择拒绝接收信息。只有当沟通链的所有阶段都顺利完成，沟通过程才算成功。

当沟通已经到达这一阶段，可以评估达到目标的程度。沟通链的价值在于它提供了检验每一阶段活动的方式，判断需要加强的技能。

成功完成沟通链环节4：所需的技能和天赋：

- 自信和友好；
- 意识到他人的感觉；
- 感同身受；
- 尊重他人。

沟通链环节5：遇到的沟通障碍

（1）倾听时注意力不集中

很难集中注意力是由于心理或环境因素导致，或是由于缺少对发送者说话内容的兴趣。也可能是发送者使用的语言让接收者不能识别或是不能理解。在很多情况下，接收者对于发送者个人或是信息潜在利益的感受会影响注意力的投入。

（2）打断其他人的谈话

如果你觉得发送者在沟通过程中说的话太多，会插话、结束对方的谈话或是插入自己的意见。这可能是由于接收者的心理状态和工作压力造成的。作为发送者，你需要了解接收者的心理状态，作为接收者，你需要意识到自己的行为，改变自己的行为。

（3）防御性

当我们将持有不同观点的个人视为威胁时，这种行为就是防御性行为。有时候我们保护自身的个人安全不受到其他人攻击是正确的做法。但是，很少情况是迫在眉睫的。试着不要抵制其他人的观点：将他人观点看成是加深对他人了解的机会。

（4）冒犯性批评

如果你在投诉，试着不要使用让其他人防护自己的语言和技巧。时刻注意行为，而不是针对个人，不要人身攻击或是做出不理性的总结。保持冷静，甚至是你的语调，确保维持放松的肢体语言。

（5）缺少情感控制

当沟通变得情绪激昂时，很难保持冷静。试着找到讨论问题合适的时间和地点。学习一些冷静方式，确保你在处理情绪化问题之前先整理思绪。

（6）避免冲突

当你了解发送的信息可能会让接收者不高兴，你可以延迟发送或是稀释信息，但是也有时候在某种程度上很难达到目标。花时间规划、准备，确保能够发送信息。语言要感性而果断。

你在沟通时，使用的是你的整个身体和思维，不仅仅是你的语言。

发送者应规划你与接收者的沟通，接收者应提高倾听和建立密切关系的技能。保持警惕，通过实践和评估提高你的沟通技巧。沟通技巧是任何工作场所的生命线；有效的沟通是与同事之间建立健康、尊重的人际关系为基础，这样才能构成快乐、高效和合作的团队。

与患者沟通

团队中的每个人都要与患者沟通。英国牙科接待协会（BDRA）认为接待员在与患者沟通方面的作用非常重要，相信接待员是"第一印象的总经理"。

患者来诊所不是为了见接待员。但是，英国牙科接待员协会开展的研究显示相对于那些不满意牙医态度的患者，那些不满意接待员态度的患者再来诊所就诊的可能性更低。这是因为很多患者没有预期在治疗室会有高兴的体验，但是相对于在零售、服务和金融服务行业的顾客体验，他们希望在诊所接待处能被尊重。因此，牙科诊所需要基于这些竞争，采取适合服务顾客的措施。

接待团队需要开展礼貌体系和服务学习，让患者感到尊重和关怀。规划良好、一致性的顾客服务系统能够建立合作关系。这也只能通过规划、记录（记录在程序手册中）沟通渠道获得。

"第一印象总经理"

建议良好的印象

我们习惯每天工作场所周围的环境，这使得我们忽视了首次来到诊所的患者在刚进来时对周围环境的第一印象。同时，当诊所进行患者满意度调查时，会收到患者对接待处布局或色系搭配的反馈。这显示出接待和候诊区对于患者而言是多么重要。这些区域的舒适和质量表达了诊所对于患者舒适感的态度。

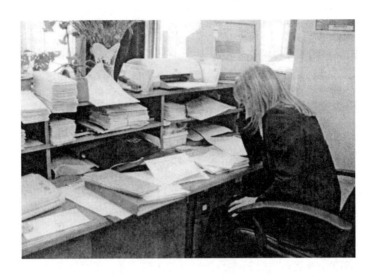

研究显示对于很多患者而言，在候诊室的时间是他们看牙医过程中最让人焦虑的一部分，尤其是当治疗室发出声音时，例如手机钻孔声和抽吸声。因此，尽可能保持候诊区安静是很重要的。通风、整洁的接待处会增加清净感。

当结合高效、贴心的顾客服务程序，那么患者焦虑感就会大大减小。

每天工作结束后总是保持接待处整洁。这样就为下一个繁忙的一天减少了工作程序。接待处可以包含一个候诊区。如果是这样，检查报纸、漫画、书籍和玩具是否完好。检查你的展示处，按需求补充。

在接待处和患者打招呼

口头沟通在人类关系中占据重要的作用。当两个人首次见面时，当时双方形成的认知构成他们之间关系的基础。20世纪50年代，心理学家艾瑞克·伯尼对人类的互动进行了研究，并建立了沟通分析理论，直到今天这一理论仍被广泛用于预测、解释人类之间的关系。伯尼的研究证明了人类的相互作用远不止是社交实践和礼仪；相互作用是我们个性固有的一部分，对于我们的幸福至关重要。通过眼神接触、微笑和礼貌交谈，我们提供了"正面沟通"，从而增加人与人之间的舒适感和合作。相反，忽视其他人的存在，没有眼神接触或是使用激烈的语言，你就发出了"负面沟通"，即强大的排斥行为，最终让其他人感到被冒犯，感到很生气或是拒绝沟通。负面沟通会产生一种螺旋式效应，每一个反应都是对于之前负面表现的回应。因此，当患者来到诊所，你与他们打招呼时应该表现出正面沟通，无论是否忙碌、压力大。

打招呼程序应该包含如下方式：

（1）在患者来到诊所后5秒内用眼神接触、微笑承认患者的到来。可以在患者来到接待处时进行眼神交流，即使是在与其他患者谈话或是打电话。这对接待员而言并非不合理的要求，因为这种行为会传达强大的正面沟通，尤其是搭配微笑。

（2）在任何时候都要称呼患者的姓名。称呼患者的姓名表现出你知道他们，而不是只是称呼他们"下一位患者"。

（3）以"你好"开头，开始对话。"你好"的不同称呼取决于你有多了解患者和根据地方的社会习俗。打招呼是一个简单礼仪，表现出你对患者的尊重，而不应该在没有适当确认出与你交谈的个人就开始进行谈话。

（4）让患者先坐下并通知他们预约延迟。通知患者延迟可以减轻他们的焦虑感，如果延迟时间太长他们接受不了，让他们选择重新安排预约。或是可以让他们去别的地方逛逛，例如逛商场或散步。

说服和协调

你工作中的很多时间是需要与患者、同事、代表或官方机构协调。有时候你需要使用说服技能改变其他人的观点，当然这很困难。但是，如果你能很好地处理，你就可以改变结果。协调涉及一个人向另一个人传递事实、想法、态度或意见，以期改变观点。

作为患者和牙科团队之间、团队和公众之间的协调人，这些都是对接待员来说非常重要的技能。是什么让一个人比其他人更有说服力呢？心理学家相信关键的因素可能是取得信任的能力。一个相信他人的个人

> 问题：你如何劝服他人采取不同于之前已经决定的行动呢？
>
> 回答：列举一个无法反驳的例子，采取一种建设性方法，激发思考，赢得尊重。
>
> （1）思考事情，清楚你想要的结果。
>
> （2）了解其他人想要的结果。预测他们的回应，并且准备他们将会提出的问题的答案。
>
> （3）确保你的想法是可实现的，并且以其他人能够联想到的方式呈现。
>
> （4）说出你的想法，那样其他人可以改变他们的观点而不失面子。
>
> （5）提供事实依据；不要夸大或降低。

感觉更轻松。一旦建立信任感，患者会感觉更轻松。

提升形象

一位注重外观、聪明、干净、整洁的接待员映射出一种专业的形象。头发和手尤其重要；确保头发和手保持干净、整洁。尝试从患者的角度看待自己：想象患者一进入诊所看到你形象的样子。

最大的争论是接待员是否应该穿着护士制服。由于制服是向患者传达我们是什么人和我们是做什么的，因此应该考虑穿着的本质信息，不要发送误导信息。

胸牌是向患者介绍团队的一种友好的、高效的方式。应该注意在胸牌上只显示姓名和工作职位，最大限度地避免与患者在工作时间以外的接触。

诊所信息宣传单（PILs）

自20世纪90年代早期，一些诊所就已经使用诊所信息宣传单，告知患者服务和业务条款。网站逐渐替代或补充宣传单上提供的信息。

英国《信息自由法》

2005年1月，英国《信息自由法》正式成文，赋予公众获得关于公共服务（包括牙科诊所）信息的权利。作为小型企业，诊所需要了解《信息自由法》中规定的"诊所有义务向公众提供商业计划和定价政策等相关信息"。记住这一点，向公众提供他们做出关于牙科护理选择所需的全部信息。共享信息的意愿也能够帮助诊所做宣传。

另一个合规的形式是确保你按照英国《残疾权利法》执行。自2004年10月1日起，牙科诊所必须确保它们已经采取合理的措施向残疾人提供牙科服务。你需要改善设施，例如轮椅通道、听力电磁感应圈等。除了英国《残疾权利法》下规定的诊所所有人责任外，接待员也有责任尽他们最大可能帮助残疾患者。

当第一次来到一家诊所时，一些患者可能很难找到诊所位置或是找到停车位。应对新患者第一次预约就失约的情况进行调查，发现他们找不到停车的地方，这时他们情愿回家也不想要迟到。没有提供停车位的诊所可以向患者提供一份地方停车场列表。对于首次看诊的患者，提供地方公共汽车服务和站台的详细信息也能够帮助到他们。

书面沟通

计算机在牙科诊所行政中起到重要的作用。一些以前的手写书信可以通过计算机打印出来并储存在电子设备中。团队成员书写信件，接待员工根据需要打印副本交给患者。定期审核书信确保准确、适当是非常重要的。书面沟通包括：

- 回诊提醒；
- 账单；
- 失约随诊；
- 撤销函；
- 转诊信；
- 治疗计划和评估。

技工加工单

一些书面沟通，例如在技工室单上输入正确的日期，对于治疗室的平稳运行至关重要。必须制定政策确保书面沟通符合标准要求，取得一致结果。

治疗计划和评估

牙科法律规定必须向患者提供充足的、详细的治疗计划和成本估算。但是，经验表明无论在治疗室花多少时间和精力解释关于治疗的详细情况，焦虑的患者还是会经常向接待员询问他们的治疗方案；这也反映对牙科知识的认知和程序的理解。在我们解释之前，需要先让患者理解他们的护理选择，尽可能地确保我们的解释中不出现行业术语。

注意你的语言

行业术语是一种有用的速记形式，一般在了解术语含义的同事之间使用。对于非行内的人这种术语是没有意义的，会产生不合适的情感。图3.4显示当我在计算机零售店询问计算机时会得到的回应。虽然在技术层面是正确的，但是我对计算机不了解，因此我必须问我朋友是什么意思。

由于接待员更倾向于在解释时使用非专业术语，因此患者会询问他们获得意见。所以，接待员应该充分了解牙医对患者说的内容，确认他们是进一步解释信息，而不是反驳。

这台计算机有2个2.5GHz处理器，可以进行对称处理。

它有1000M字节PC3200错误校正码、随机存储器和1个连接到超宽SCSI适配器上的RAID 5容错量。

图3.4　行业术语

电话技能

患者与诊所第一次接触大多数是通过电话联系的。由于第一印象的重要性，具备好的电话技能是非常重要的。诊所政策中应该规定在诊所接电话的要求。通过这种方式，一个标准化的电话技能可以反映出对客户服务的专业性。

在很多诊所激烈讨论的一个问题是响起的电话是否比前台患者更重要。很多实例中，诊所协议规定电话应该在5声内接起，接待员对前台患者表示歉意，然后接电话。如果偶尔发生，多数患者都不介意这种情况。如果在一次谈话中发生多次这样的情况，会产生负面影响，造成患者愤怒。如果患者赶时间，这就会引起患者的投诉。

现在很多诊所都使用计算机化预约系统，不再需要前台放置预约簿。这就使得诊所能够自由地将电话从前台移到后勤部门。通过这种方式，前台接待员作为护理协调员接待诊所患者，而后勤部门同事负责接听电话。

应该对接听诊所电话的任何人说明接电话协议。没有通用的接电话规定。诊所制定合适的协议能够向打电话的人展现一种专业的形象，同时也让接待员感到自然、舒适。

打招呼应该清楚、简明。打招呼话语过长会让打电话的人感到迷惑，打电话的人通常回应说："这是牙医诊所吗？"更多的接待员发现有时候诸如"你好，家庭口腔护理。我能为你做什么？"这些用适当语调表达出来的简单语句最能有效地开展对话。

在制定诊所接电话协议时，需要考虑图3.5中指出的几点。请使用这个表格识别诊所电话协议的各个方面。

多数接待员都会告诉你他们工作中最有回报的一部分就是与患者联系。牙科行业越来越认识到好的人际关系技巧对于建立互惠关系的重要性。良好关系的基础是礼貌的沟通，这太重要了，容不得一点疏忽。当然确定的协议也是良好沟通的核心。

接待员服务需求	协议
了解如何接电话，知道接电话方式对诊所形象有影响	我们标准的接电话应对是……
记住：患者希望用名字称呼	常规程序是在接电话一开始写下打电话人的姓名，之后在通话过程中直呼打电话人的姓名
友好应答	让你的语调里带着微笑，通话时保持微笑
给予打电话人全部注意力	通话时决不能与其他人交谈 决不能在通话时吃东西或是喝饮料
全天24小时联系诊所的方式	当你太忙没时间接电话时，使用录音电话
专业回答	当让打电话人稍等时，使用"私人"按钮 反复确认打电话的人已经理解你说的意思 礼貌、亲切地结束交谈

图3.5 制定电话协议

与供应商沟通

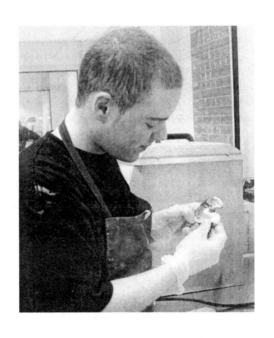

当牙科业务能够满足内外部客户需求时，这种牙科业务就是成功的。外部客户是指购买产品、服务的患者，而内部客户是指通过提供产品、服务支持诊所运营的群体。这一全体包括牙科团队和产品、服务供应商。

有效与同事和患者沟通的重要性不需要再解释了。但是，对诊所的稳定运营起到至关重要的其他群体经常会被忽略，例如技工室和牙科代表，这一群体应被视为团队的一部分并在制定程序或协议时加以考虑。由于与这些群体的联系一般是通过电话、电子邮件或邮寄的方式实现的，因此建立有效的沟通渠道让这些群体能够认识到并且满足你的需求就尤为重要。

当诊所和牙科技工室双方共同建立关系、沟通各自的需求和预期时，那么它们之间就形成了相互尊重的关系。当技工室坐落在诊所中时，每个人都会从日常接触中获益，技术员就成为了团队的一部分。当于外部技工室合作时，培养合作关系非常重要。

运营盈利的诊所遇到的很多限制和挑战也会出现在牙科技工室，类似于牙科诊所，牙科技工室需要通知、培养客户建立良好的关系。有前瞻性思维的牙科技工室会投入时间、精力发展与牙医、牙科护士和接待员之间的关系。一些牙科技工室还有培训室，并邀请诊所团队参加会议相互介绍。

牙科技工室和诊所之间共同的特征是向患者提供优质护理的愿景。技工室依赖牙医、牙科护士和接待员提供的信息，例如指示说明、规定日期等。他们也依赖牙印模的质量和诊所储存、转移加工件的方法，不论是通过邮寄还是采集的方式。如果提供以下协议，则可以避免不必要的问题。

提供清楚的工作说明

每一间技工室向诊所提供专业的工作表，方便沟通。应该确保你提供的信息是清楚的、准确的和充分的。如果你的技术员需要定期说明工作指示，你应该协助他们寻找履行合作关系中他们工作职责的方法。

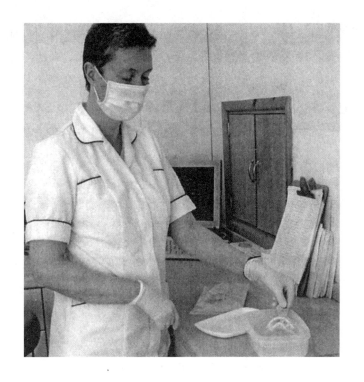

交付程序

接待员工必须了解待加工件的交付和送回时间，避免患者到了发现加工件还没到。聪明的接待员会建立一个"缓冲时间"，在患者到来之前更正错误。建议接待员列出一份每次交付中的技工单。

向技工室邮递加工件时，注意确保包装足够安全。包装上标明所有指示说明，包装前面清晰说明技工室地址，包装后面也要注明诊所地址（作为发送人），以及确保邮费金额准确。

如果技工室代表上门收集加工件，确保你做好准备，将所有加工件放置在适当的地点并在技工室表格上清晰注明"发回日期"。

交叉感染控制

技工室加工件含有患者口腔内唾液，有时候也含有血液和唾液的混合物，会受到各种微生物的污染，包括血液病毒。携带血液病毒的患者可能没有症状，意识不到它们的传染性。在没有对所有患者进行已知传染病的筛查的情况下，必须将所有血液和唾液都视为有感染性。在向技工室交付加工件之前遵循交叉感染程序十分重要，因为这样可以适当记录感染传播的潜在能力。病原体通过牙印模、器械和义齿转移到技工室。交叉感染方法取决于使用的材料。牙科市场会定期出现新交叉感染产品，诊所应该制定审核它们的程序。

付款

诊所要求患者按时清算账单，技工室是一些小型公司，需要依赖定期现金流才能正常运营。很多技工室在必须等待延期付款时面临生存危机。诊所应该提供详细的记录，核实每月结单，患者应该立即付款。

与牙科代表合作

在诊所非常繁忙的时候未经通知来到诊所，并且要求见牙医或询问你想要订购什么产品的牙科代表特别烦人。但是，如果诊所有牙科代表和牙医见面的规定程序，那么这些牙科代表就应该遵守规定。

想要更好地与牙科代表合作，你需要了解牙科代表代表的是谁以及他们能够为你的诊所提供什么。因为来你诊所的牙科代表不是来自生产公司，就是来自经销公司。

生产代表

就职生产公司的代表是接受过全面培训的牙科行业专业人员。而他们的职责是为诊所带来关于新型产品、程序和最新质量信息，因此他们会要求见牙医。作为销售专业人员，他们渴望倾听"顾客的声音"，了解顾客的需求，并将这些需求反馈给他们的设计师，设计师能够根据这些需求开发出新的产品。你和生产代表下的订单会发送给你选择的供应经销商。

销售代表

牙科经销公司网上销售逐渐成为一种趋势，而不是派代表每家诊所推销。网上销售可以让他们的价格更加有竞争力。

不论你是通过哪种方式订购诊所消费品的，都要了解库存控制程序，确保不会出现材料短缺的问题。对于全权负责运营和预算的个人来说，库存控制系统是最有效的，能够确保以最经济的方式分配诊所金额。

牙科诊所比较独立，几乎与其他诊所没有联系。牙科代表能够提供有价值的小道消息。当有效的团队合作原则适用于每一位诊所工作人员时，那么潜在的利益是巨大的。多数情况下，牙科供应商准备并且乐意分享他们在牙医领域内的知识和专有技术，而这些知识和专有技术是你团队中所缺少的。通过与供应商建立相互尊重、互惠互利的关系，可以增加团队技能和工作经验的价值。

第四章
理解患者的权利

保密性

患者保密性原则
标准指南

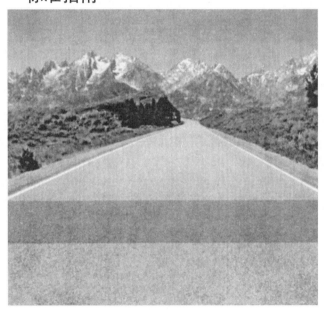

　　每位接待员都应该了解，很多患者不是很乐意去看牙医。记住这一点，提供敏感和回应式接待服务是很重要的，尽可能地让患者的每次就诊都是愉快的体验。患者来诊所时，用愉快的、热情的方式接待他们，这是增加患者舒适感的第一步，尽管这些方式远不能达到患者的预期。

牙科总会出版的道德指南《牙科专业人员标准》规定了定义牙科行业内专业性的道德原则。业内人员和患者要想获得完整的、最新的详细情况，登录牙科总会网站www.gdc-uk.org。《牙科专业人员标准》包含六大原则，在制定接待工作程序时每一种原则都应该考虑。虽然接待员本身并不是注册的牙科专业人员，但是他们的雇主会为他们在履行牙科总会指南规定的标准时的行为和疏忽负责。

接待员确保诊所维持高的道德标准，尤其是在患者的保密性权利方面，扮演着重要的角色。牙科总会指南、保密性原则规定：

- 保密患者信息，且只能用于信息指定使用目的；
- 防止信息意外泄露，防止未经授权接触保密信息，总是确保信息的安全性；
- 在特殊情况下，如果是为了公众利益或是患者利益，可以不经过同意披露患者的保密信息。

"保密性原则"详细规定了权利和职责，并且明确了信息披露的场合。牙科专业人员必须遵守以下标准：

- 患者有权要求你对他们的信息保密；
- 保密性是患者和牙医之间信任的核心；
- 同样的保密性职责适用于牙科团队的所有成员；
- 即使患者去世，保密性权利仍有效；
- 披露信息之前需要患者的同意，且只能提供最少的信息。

接待员在每个工作日都会面对无意中公开有关患者的保密信息的情况，例如当通过电话回答雇主、学校或亲属询问关于患者的行踪，或是与患者交谈时被其他人偷听到。注意确保接待员充分了解诊所关于信息保密的政策，否则如果患者认为他们的权利受到侵犯会追诉法律行为。

当提供患者护理的其他卫生专业人员询问临床资料，必须上报患者的牙医或是他们的医疗主任，由牙医或医疗主任确定如何回应。牙医或医疗主任在做出决定时，记住需要证明所做决定和采取的任何措施的合理性。

《数据保护法》中关于患者的非临床信息与患者保密性要求保持一致。所有的患者资料都应该在考虑到保密性的情况下更新、存储和处置。

> 接待员应该了解年龄在16岁至18岁的年轻人有权享有和成年患者一样的保密性权利，未经他们的许可不得向他们的父母披露信息。

在设计接待区域时，应该考虑患者的隐私需求。安排一个患者可以和接待员交谈而不被偷听到的区域很重要。很多接待员反映由于接待处是候诊室的中心点，它的任何活动都会引起注意，因此不可能与患者进行私下交谈。如果可能的话，建议安排一个非正对的座位并且与接待处保持一定的距离。当接待处的患者排起长队时，接待员应该坚持让正在交谈的患者和队列中下一位患者之间保持礼貌的距离。

每位接待员必须了解在日常工作过程中出现的保密性违规行为。诊所应该提供避免这些违规行为的培训和指示。这样接待员在遇到患者权利受到侵犯的情况应该参照规定的协议，而不是当场做出决定。

在清楚理解保密性的指导原则时，还要确定那些为了"公众利益"有必要公开信息的情况，这些情况包括当一位患者将自身或他人的健康和安全置于严重危险当中，或是当你认为公开保密信息可以防止或是披露一宗严重罪行，例如虐童罪。

患者和他们的口腔护理提供者之间的信任是患者牙科体验的核心部分。相互尊重的接待服务是主流；牙科总会标准是如何组织提升患者进行牙科体验服务的宝贵指南。

治疗知情同意

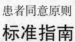

患者同意原则
标准指南

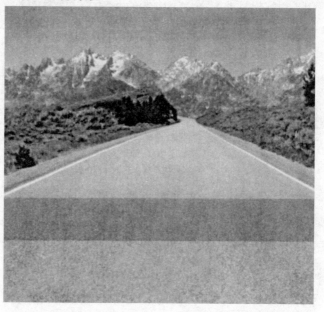

  绝不应该低估患者和他们的牙医之间的信任关系的重要性。信任一定是专业关系的基石，需要争取获得。因为大多数患者都不了解口腔治疗过程，所以我们必须让他们放心，牙医会将他们的需求放在第一位，并且以他们的最大利益执行。在决定是否信任口腔护理提供者时，患者会观察提供的护理情况。

> 牙科团队的每位成员在治疗过程中保持尊重的态度有助于建立信任关系和自信。当患者感觉到他们获得了做出关于口腔护理的知情决策所需的信息时，这种信任关系就会加强，更重要的是，患者会更看重护理的质量，而不是护理成本。

  在替患者做检查或开始治疗之前获得患者的许可，是对患者身体知情权的认可。我们必须维护患者的这种权利，否则会引起法律诉讼。要求牙科专业人员按照牙科总会规定的标准执行，标准中包含维护患者权利的六大主要原则，包括患者同意原则。牙科总会出版的小册子中提供关于该标准的详细信息和指南，包括关于患者知情同意的具体指示。这些内容可以从他们的网站www.gdc-uk.org下载获得。

所有临床医生应该充分认识到确保每位患者在收到一份书面的治疗方案和治疗之前的成本预估后，同意医生开展治疗的重要性。患者必须：

- **知情**：他们必须有足够的信息，以一种他们可以理解的形式提供，在权衡治疗成本、利益后做出决定。这不是一次性过程；需要不断地与患者进行讨论。
- **自愿**：参与治疗的决定必须是患者自己做出的。
- **有能力**：患者必须能够做出知情决定。

牙医可以花很多时间与患者交谈、向他们解释治疗选择，但是发现待患者一离开治疗室，他们就会询问接待员关于治疗方案的问题。因此，要求接待员充分了解手术和治疗、实施方式以及附带的风险。接待员应该对治疗方案提供进一步的解释，而不是提供与治疗室内相矛盾的信息。这就需要让接待员充分了解如何回应患者。接待员充分理解知情同意的概念是至关重要的，从而确保总是获得有效的患者同意，对诊所的工作起到支持的作用。

除了临床治疗方面以外，患者必须充分认识到治疗合同的性质，尤其是他们的治疗是否包含在国民保健服务（英国）之内，或是只适用于私人合同。首先他们必须同意初次协商的成本，并知道书面治疗方案中规定的后续治疗的大概成本。如果最初的治疗方案发生任何变更，你必须获得患者同意，可以支付任何额外费用，并且提供一份修订的治疗方案。

当存在沟通障碍时，例如患者有听觉或语言困难，你必须采取合适的措施确保他们能够做出知情决定。你可以让患者身边带一位翻译员或是向他们提供助听器。

患者有权拒绝或是同意部分治疗方案。如果出现这种情况，他们的决定必须得到尊重。你要确保清楚记录并且告知临床医生你与患者进行的任何谈话，在谈话过程中患者表达了对治疗选择的担心或保留。

信任、知情同意和尊重是我们与患者之间关系相互依赖的基础，团队中每一位成员都有责任建立这种信任、知情同意和尊重。因此，我们必须礼貌、尊重地对待患者，保护他们的尊严和权利。

允许职责

为了防止公众接受不合格的临床治疗，《牙医法》限制只有合格、注册的从业人员才能在牙科行业内执业。因此，不是注册的牙科专业人员的个人在牙科行业内执业或是使他人相信他们正在或是计划在牙科行业内执业是不合法的。

> 1984年的《牙医法》将牙科行业行为定义为"通常由牙医执行或提供任何治疗、建议或医疗行为"。该法案规定了牙科行业的行为"包括提供与义齿安装、嵌入或修复或与其他牙科用具相关的任何治疗和建议"。

现在允许卫生士和治疗师履行特定的职责。但是，2006年的《牙医法》的修订允许牙科总会注册人在牙科行业内执业，但是对他们的培训和能力有所限制。注册人不仅包括牙医、卫生士、治疗师，也包含牙科护士、牙科技术员、临床牙科技术员和矫正治疗师。牙科总会出版的《发展牙科团队》对这些团体个人的课程框架进行了规定，要求每个团队都具备合格的专业能力。

依据新的法律规定，牙医先对患者进行初步审查并提供一份治疗方案，治疗方案的详细内容根据患者的需求而定。对于没有重大口腔健康问题的患者而言，治疗方案可能仅限于常规的口腔护理和间隔2~3年的复查。患者可以向任何口腔护理注册人出示该治疗方案，该注册人可以在治疗方案、培训和能力的限制范围内提供任何治疗并在复查日期之前做出任何必要的转诊事宜。没有牙的患者可以直接看临床牙科技术员，不需要先让牙医检查。

> 未注册的个人或是暗示患者关于治疗方面的建议属于违法行为，接待员工必须确保他们不得直接或间接向患者提供建议。但是，当信息的来源是牙科注册人且记录在诊所政策上作为回应具体询问的恰当方法时，接待员和诊所经理在某些情况下可以充当注册临床医生和患者之间的传递人。

临床管理

牙科职业享有自治特权。这种自治状态整体上取决于患者信息的维护。要想维护好患者的信息，牙科行业必须保持患者的最大利益。

> 临床管理计划是于2001年提出的，证明了业内为提供优质口腔护理设置的最高目标和投入的最真诚的付出及承诺。根据临床管理规定，要求诊所出具定义明确、记录完整的管理体制实施依据。临床管理措施是国民保健服务（英国）提供者服务条款的一部分。

临床管理不仅限于口腔护理提供者。它是卫生部门的一个计划，适用于国民保健服务（英国）的所有部门，卫生部门将它定义为：

"一个国民保健服务组织，负责不断提高临床护理技能，持续改善服务质量、维持最高护理标准。"

为了达到这个标准，诊所必须提供已经设定基础标准、记录表现内容、评估结果，从而建立以下最佳实践：

- 风险管理；
- 循证牙科行业；
- 质量指标；
- 处理患者反馈；

- 借鉴经验；
- 表现评估；
- 职业发展；
- 分享看法。

责任

随着《变更选择计划》下国民保健服务（英国）牙科行业的现代化发展，初级护理信托（PCT）负责监督临床管理的合规情况。指示见英国牙科协会（BDA）临床管理工具包。

BDA临床管理工具包

BDA临床管理工具包辅助诊所临床管理方法的实施，强烈建议制定诊所手册，设定基准、服务标准，维持服务的一致性。

工具包中的资料用来使诊所逐步发展解决以下临床管理九大方面的方法：

- 患者体验；
- 患者、护工、服务用户和公众参与；
- 临床疗效；
- 风险管理；
- 教育、培训和持续的职业发展；
- 信息使用；
- 临床审计；
- 员工配置和员工管理；
- 战略能力（临床管理实施）。

为实现临床管理方法的整体潜能，需要一种包容性的团队合作。团队应该确定职位和职责，满足上述九大方面的各个要求。

接待员与患者接触的机会最多，并且可以在关于患者意见、致谢和投诉的团队会议上向团队提供反馈。一些医疗诊所会指派患者代表参加计划会议，确保在做出服务相关决策时考虑到患者的观点。

评估临床护理的疗效通常是临床医生的责任，尤其是临床主任。但是，接待团队可以收集预约簿上的数据，例如候诊时间、脱落的牙齿充填物或义齿修复，为每位临床医生生成有价值的对比信息。

依据1999年的《工作健康和安全法》规定，在有4人或以上员工的工作地点，必须实施并记入风险评估。风险评估要求的详细信息见本书第12章，包含规划和管理牙科服务。

终身学习的概念和专业技能的不断发展对所有专业人员都是至关重要的，他们的监管机构（在牙科行业，是牙科总会）需要从业人员提供继续教育（CPD）作为继续注册的条件。有些职业CPD已经延伸到CPPD，即持续专业和个人发展，显示整体性持续发展的重要性。牙科总会规定了牙科专业人员CPD标准；有些专业人员延长工作时间，将他们的专业发展作为职业生活中重要的一方面。有些专业人员选择学习临床、管理和人际关系多种技能，从而加强患者服务和团队关系。

良好的沟通是临床管理的核心。需要通过同行评审小组与其他专业人员共享信息，促进知识的交流。应该经常举行诊所会议，会议记录簿上必须准确记录会议程序。

执行审计程序、核实真实信息对比目标结果的能力是质量管理的必要技能。这里，口腔护理专业人员可以通过收集一些原始数据辅助他们的临床医生进行临床审计。

很明显，在过去的10多年里，诊所管理更注重本科生和职业牙科培训。在护理质量成为诊所价值的核心之前，诊所价值必须包含为团队提供一个公正、公平的工作地点。渐渐地，诊所开始雇佣合格的诊所经理，负责诊所政策的日常执行，确定并维护工作地点的权利和责任。

临床管理的运行

为了实现临床管理从理论到实践的转变，个人牙科服务（PDS）合同规定初级护理信托通过参观诊所监督服务，规定护理提供者提供优质服务。

质量确定

　　以质量为主的管理方法重点关注所有活动中的质量。现在，患者比以前提出更加严格的要求并且不会接受糟糕的口腔护理治疗或服务。因此，牙科企业如果想要成功就需要提供优质服务。这就需要在设计、规划、执行、评估和审查服务时以顾客为中心，确保总是符合患者和团队的需求，同时遵守法律规定和国民保健服务（英国）改革。

　　除了是卫生服务提供者之外，普通牙科诊所还是小型企业，也需要平衡收入和质量管理。因此，经理需要控制成本、管理资源、监督业绩。管理是否成功取决于质量循环的应用能力，见图4.1。

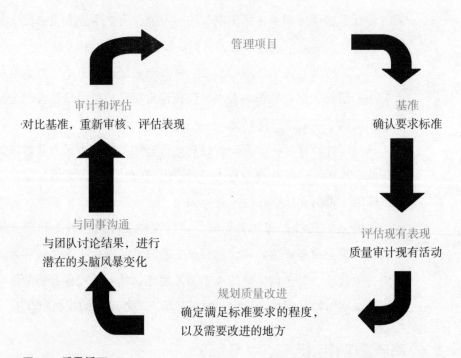

管理项目

审计和评估
对比基准，重新审核、评估表现

基准
确认要求标准

与同事沟通
与团队讨论结果，进行
潜在的头脑风暴变化

评估现有表现
质量审计现有活动

规划质量改进
确定满足标准要求的程度，
以及需要改进的地方

图4.1　质量循环

全面质量管理原则

20世纪80年代，全面质量管理（TQM）首次成为英国国内管理方面的一个主要特征。当时，经理开始认识到将他们的公司文化建立在质量体系和原则之上的价值。在过去的20多年里，TQM原则影响了成功的管理计划，包括临床管理。

临床管理的定义是：

全面：涉及所有公司活动的每一个人。
质量：符合要求。
管理：监督过程和程序。
TQM：持续质量管理过程。

早期的TQM是由一位美国统计学家戴明博士提出的，戴明博士设计出一个定义戴明观点的"十四要素列表"。这14个要素现在被视为"质量要素"，指导、辅助经理，提供了思考业务目的、程序、过程的系统方法，同时参考了个人的角色和需求。

戴明的管理体系与程序的数据控制、建立明确体系的最终结果密切相关。从战略层面上，他鼓励在"积极合作管理"的基础上操作体系，而非产生管理冲突。简单来说，就是达到"双赢"而不是一方赢一方输。

戴明认为TQM的成功在于它解决了工作地点的冲突，培养了团队合作。戴明鼓励：

"尽最大努力并不足够，因为最大努力不代表质量。每一个人都尽他们认为的最大努力实际上造成了劳工浪费；每一个人都需要以公司整体的最大利益为方向执行。"

戴明观点的另一个主要特征是以顾客为中心。虽然，很多"理论家"讨论"以尽可能最低的成本服务顾客"，但是戴明认为：

"仅仅让患者感到满意并不够。不满意的顾客不会再来。但是满意的顾客可能会权衡得失也不会再来。业务利润来源于重复就诊的患者和非常满意你们产品、服务的患者，并且会带他们的朋友一起来。"

逐步临床管理

在国民保健服务（英国）下工作的牙医依据临床管理条款规定必须采取质量管理措施，以确保：

- 所有的口腔护理保持同样的质量；
- 维持有效的感染控制；
- 满足健康和安全要求；
- 满足放射防护要求；
- 满足牙科总会提出的牙医继续专业发展的要求。

主治牙医必须指定个人，通常是诊所经理，负责运营体系。他们必须提供（患者可以看到）一份书面的诊所质量政策，并向他们的卫生主管提交一份关于质量控制体系的年度报告。

英国牙科协会（BDA）优秀诊所计划

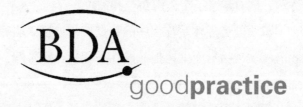

英国牙科协会的一个主要职责是提供信息和指导，让它的成员能够提供优质的口腔护理。美国牙科协会优秀诊所计划被业内广泛认为是临床管理的基准，确保每个诊所团队提供的服务都是高质的。优秀诊所计划要求诊所满足96项标准要求，其中42项可以在相关的文件中找到。

临床管理活动

待确定了临床管理的总体目标后，即提高口腔服务质量，下一步是确定为达成这些目标，诊所需要采取的措施。采取的措施可以分为以下三大类：

（1）诊所管理

- 健康和安全政策；
- 雇佣政策；
- 人事发展；
- 表现评估。

（2）临床管理

- 临床管理的九大要素；
- 内部管理；
- 临床标准；
- 诊所和外科标准；
- 团队继续教育（CPD）。

（3）与外部组织合作

- 牙科诊所委员会咨询服务，负责监督国民保健服务（英国）治疗索赔的质量和公正性；
- 初级护理信托（PCT）检查。

建立质量透明制度

应该让团队的每位成员拥有清晰的诊所愿景，并且让每位成员为满足这一愿景而服务，建立一个独一无二的诊所。应该鼓励每位团队成员参加继续专业发展课程、继续学习新的技能、阅读牙科杂志、加入专业组织。通过这种方式，员工感觉更有价值，员工士气也会提升，有助于改善临床管理体系。通过帮助个人发展，我们可以确保有效地改善，并且提供更加优质的服务。

向患者传递服务质量

　　临床管理可以为患者提供相关、有效的口腔护理的方法，致力于建立公众对牙科服务的信心。很多诊所会在他们的网站上上传质量准则或是在他们的诊所信息宣传单上公开信息。

诊所质量准则样本

根据你的需求提供口腔护理：

- 向所有患者提供同样优质的口腔护理，拥有管理体系，在照顾你时会确定每位诊所成员的职责。
- 在商议治疗方案时，会考虑到你的想法，并且解释治疗方案的选择和成本，让你了解所有的治疗选择。
- 询问你的健康状况和用药情况，以便执行安全的治疗方法。你提供的所有信息均会保密。
- 为了确保你的健康，我们会对每位诊所成员进行交叉感染控制系统的培训。
- 按常规，当你进行牙科评估时，我们会检查你是否患有口腔癌，并且提供将这种风险降到最低的建议。
- 定期在员工会议上审核工作方法。鼓励所有员工提出建议，改善患者的护理工作。
- 确保牙医和牙科团队注册成员按照牙科总会要求参加继续专业发展。我们的使命是与普通牙科各个方面最新研究同步，包括预防护理，降低你对治疗的需求。
- 确保我们诊所的牙医在安全环境下工作。如果发生诊所牙医工作环境不安全，我们拥有对相关事宜进行调查的体系，必要时候执行。

　　临床管理是针对国民保健服务（英国）组织的一项治疗控制计划，以确保患者接受最高质量的护理。临床管理的目的是优先考虑服务用户的需求，通过有效的风险管理程序，确保牙科专业人员具备工作资质和能力，并且不断地改善服务。跨专业间的团队合作和互相尊重是临床管理的核心。我们能够提供优质的护理，确保患者的安全和舒适的唯一方法就是互相合作、重视其他人的付出。

第五章
工作地点的安全性

应对难以相处的患者

对于牙齿疾病患者而言，有很多因素可以触发"难以相处"的行为。多数情况下，我们所遇到的"难以相处"的患者，是那些社会适应性较强，但没达到自己目的，认为自己"有权"解决问题的人。前台接待人员通过礼貌的处理方式，通常可以同对方商议出一个两全其美的解决办法。但是，如果遇到下述难缠患者，诊所需要保护好自己的工作人员。这些人有社会性、精神性或依赖性问题，其行为会对其他人员的安全造成危害。

在2004年，英国牙科接待员协会（BDRA）对其成员进行调查，旨在找出患者做出何种行为会使接待人员感到或受到损害、虐待。他们反馈了下述3种行为会对接待人员感情造成伤害：

- 受到讽刺；
- 受到居高临下对待；
- 患者向工作人员推卸责任。

如果上述每一条行为发生，都可将其定义为一种欺辱，并且雇主有"义务"做出相应的补救措施。可是，如果欺压一方是患者的话，事情的处理就不会那么直接了。

根据健康及安全法规定，企业需要进行完全风险评估，并采取措施，保证接待方案或既定工作流程不会有造成员工及其他人心理损害的风险。在考虑如何防止员工受侵害时，首先需要进行风险评估。这需要分析患者以往的难缠行为，以便据此做出适当的预防措施。如图5.1所示，在进行这类分析时，需要考虑的部分因素包括社会、生理及心理是如何共同影响人的行为的。

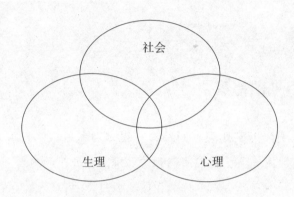

图5.1　社会、生理及心理对行为的共同影响

社会影响

可接受行为因其社会及文化群体不同而产生差异。例如，在某些社会群体中，发誓是司空见惯的事情，而对另一社会群体而言，这种语言却被视为具有攻击性。同样，由于文化规范不同，文化差异也会招致误解。在进行跨文化族群交流时，即便是那些带有善意的行为，也会引起其接收者的误读，从而使交流意外地朝敌对的方向发展。

如果诊所对这些可接受语言及行为加以归纳，并且要求员工予以遵守，则可以避免误会的发生。越来越多的诊所向患者提供本诊所书面条款，在这里患者可从诊所获得的权益以及诊所对患者的期望予以解释。这些条款用具有建设性和积极性的语言风格写成，读起来不会产生阅读《取缔暴动法》的感觉，为诊所创造出一种商业性、相互尊重的氛围。书面条款的内容，包括诊所宗旨、患者所得的服务标准以及患者行为标准说明。下面将举例说明。

> "在ABC牙科护理诊所，我们向所有患者提供力所能及的牙科服务。我们向有需求的患者提供帮助，向有意愿的患者提供信息，向希望获得牙齿健康的患者提供支持。反之，希望患者能够对我们诊所工作人员以礼相待。有时，某些事件的发展可能出乎我们预料之外，深知这种结果于你而言是何等沮丧，也理解这会因此影响到你的其他计划。但我们也不会容忍针对本诊所工作人员的辱虐行为。并且语言和肢体伤害一旦发生，将采取相应措施。"
>
> "我们由衷希望，你所接受牙科护理的诊所是一个安全温馨的所在。我们将想帮助诊所实现此目的的患者表示十分的感谢。"

我们所有人需要多理解的是，人们有时会表现得粗鲁无礼，有时会做出侮辱性行为，给其他人造成痛苦。这就是生活。然而，如果某人是个所谓的惯犯，诊所在明确其所处形势之后应当对此有所准备，以便采取相应措施，保护工作人员的权益。

当人们认为其受到不公正待遇时，他们可能会抓住一切机会进行反击。通常情况下，这种反应是多次事件累积造成的，而愤怒成为他们发泄情绪的"最后一根稻草"。有时这种反应可能不太合情合理。例如，诊所前台接待人员遇到一位享受国民保健服务（英国）的患者，该患者将饮水机推翻，旨在表明"这架饮水机只供私人使用"。

诊所小心谨慎地提供护理服务，避免区别对待某个或数个族群，但越是如此，越容易造成类似事件。然而，诊所接待人员在向那些有情绪的患者贯彻政府那些不受欢迎的健康政策时，依然会受到强烈抵制。

生理影响

对于患有生理病痛的患者，或者代表其患病配偶、子女或亲属前来的正常人，如果他们的需求没能得到满足，则有可能会致使他们做出攻击性行为。英国民众希望卫生保健能够根据其实际需求展开，如果其需求遭到拒绝，则会做出愤怒反应。

药物、物质或酒精滥用也会令极端行为"火上浇油"。尽管这类行为非常危险，并且施暴者本人也受到了影响，但当这些瘾君子处于"戒毒"状态时，这种行为同样是一种威胁。

心理影响

普遍认为，恐惧和焦虑是压力的诱因，而压力会导致极端行为的发生。在重压之下，许多人会做出极端情绪化反应，而不是逻辑性反应。对于我们的许多牙科患者而言，有许多原因导致他们因去牙科诊所看病而背上重重压力。研究表明，患者的压力源于对治疗的恐惧、对受到无礼对待的担忧，以及对治疗过程中缺乏控制的认识。回顾过去的类似事件，我们往往会发现这些因素的确是使情况恶化的"催化剂"。虽然尚不能采取措施影响这些潜在成因，但对于每种激化患者情绪的情况，如果我们能够理解其成因及影响，就能对症下药，以减少其发生的可能，保护工作人员的情绪不受攻击或场面失控的伤害。

应对攻击性患者

牙科接待人员认为，他们在前台和电话中应对来访患者时面临的"压力"与日俱增，这些来访患者多易怒、粗暴、毫无耐心、情绪化、固执且咄咄逼人。在前台接待处的一个关键技能是通过提供一切合理帮助及支持，果断处理其他人的不良行为；同时明确自身底线，即其他人的不良行为对工作人员情绪造成的伤害。

> 压力水平的增大会导致攻击性行为的发生，这是社会面临的一大问题。针对该问题，牙科诊所须从3个方面着手：
>
> - 约定患者行为的可接受标准，对于不遵守该标准的患者，诊所应采取一贯的公正措施。
> - 进行风险评估，确保将所有情况纳入考量，保护接待人员在诊所的安全。
> - 给予前台接待人员充分的培训，使其了解并可以处理难以应对的人和情形，帮助他们掌握事态升级的迹象，教会他们应对这些事态的方法。这些措施可以提高工作人员的信心，同时降低其工作压力。

倘若接待人员经常遇到难以相处的患者，则有可能是由接待人员缺乏同情心或没有经过处理类似情绪的培训造成的。当平时温和且通情达理的人也变得"难以相处"时，接待人员需要反思潜在成因：因为他们感到自己受到了不公正对待，或者他们的需求没有得到满足。图5.2所示为患者在其需求得不到满足时的4种常见感受。为了让他人了解自己的感受，患者一般会采取任何必要的措施：如果喊叫、威胁或更加激烈的行为能够奏效，那么他们一定会这么做的。

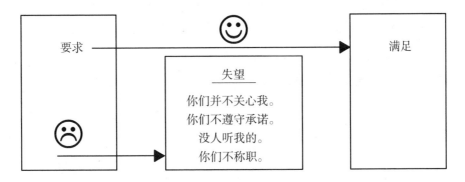

图5.2　问题确认及理解

应对愤怒的患者

当患者认为他们的需求得到了完全满足时，他们很可能就不会显得那么咄咄逼人。但当人们意识到自己的需求没有得到很好的满足时，他们会因此发怒，并且认为诊所应该解决此事。在这种情况下，最好的解决方式是先判断患者的感受，然后再解决问题。为此，接待人员应当：

- 和患者推心置腹，彼此建立信任，并且让患者了解诊所已经知道他们的需求。这一步需要工作人员能够站在患者的立场上进行体会。在这种思维定式下，需要你假设患者的行为合乎情理，如"我理解你为什么不开心。如果我是你的话，我也会产生相似的感受"。可以通过这种方式同患者建立融洽的关系，使患者配合工作；
- 认真倾听患者的诉求，并就他们的问题进行反馈。这种方式向患者表明，你是站在他们的角度看待问题，是真正地关心他们。通过这种尊

重对方的方式，可以向患者传达信息，做出解释，使他们也能站在你的
角度看待问题。并且如果错在诊所一方，也可更好地采取补救措施；
■ 积极寻找解决问题的途径，而非盯着问题不放。如果你不能完全满足
患者的意愿，则需要提出自己能够做的事情。切记不要刻意强调自己
所不能做的事情；相反，要说出自己可以做的事情。例如，不要说"5
点之后不能进行充填预约"，而应该说"充填预约最晚时间为5点30
分，早上最早8点预约"。

在受到尊重和体贴的服务后，人们多数都会报以积极的回应。

五要点计划

在遇到患者做出不能接受的行为时，管理层有义务对此进行彻底调
查，以确定其成因。同时，确保工作人员受到良好的培训，使他们能够
应对此类事件的发生。此外，还需保证完成报告要求，并采取措施，防
止类似事件再次发生。

1. 调查

侵害事件发生后，在做出合理应对措施之前，需要对问题的本质及
其范围有一个清醒的认识。这可以通过检讨分析以及评估风险来实现。
检讨的目的是突出需求所在，进而帮助制定预防策略。

调查解决问题需要正确认识事件的根源，而非其影响。为达到追本
溯源的目的，最简单的方式是"五问"。例如：

（1）为什么此人会如此难以相处？

　　因为她在盛怒之下，已经失去了理智。

（2）她为什么会愤怒？

　　因为她等待时间太长，却一直没能就诊。

（3）她为什么会等待那么长时间？

　　因为我们人手不够。

（4）我们为什么会人手不够？

　　因为领导层从来不会为学校放假做规划。

（5）我们为什么没能满足她的需求？

因为我们没有提前做需求预测，也没检查供应情况。

这种现象司空见惯？在这个实例中，诊所最初的反应是在问题出现之后提高保障——换句话说是对症下药，而不是去究其根源。在进行"五问"之后，他们便认识到需要采取什么样的预防措施了。

2. 培训

我们很多时候都面临着应对自身压力的问题。如果此时你发现自己处于这种微妙境地的话，未受培训且毫无准备之下做出的反应绝非好事。对于不可控风险而言，需要为其制定处理办法，并对员工进行培训。

培训目的

- 让员工认识到潜在风险及其预防措施；
- 使员工能够在危险状况发生的早期即能做出判断；
- 说明针对危险状况制度的安全行为；
- 使员工熟悉诊所制度及各项流程。

培训目标

团队有能力采取恰当的、合理的措施确保在工作地点使他们自身以及他人的安全不受到侵犯。依照法律规定，培训实务需要执行安全工作制度，即不置员工处于危险，并提供以下培训内容：

（1）处理攻击性事件。应培训员工在面对攻击者时采取以下方法：

- 使用肯定的非口头语言。肢体语言占据所有交流中的80%。你可以不用说一个字，通过肢体语言设置互动语调。通过轻松的姿态、眼神接触和语调传达"我好，你就好"的肯定性表达。保持肯定自信，你就能够影响事件的发展方向。当双方都使用攻击性的非口头语言，事态将会升级、失去控制；
- 鼓励潜在攻击者说话。在多数情况下，攻击者是想要让其他人知道他们的情感。当他们越不能表达自身的情感时，就会使用更多的暴力。给他们说话的机会，那么你就降低了他们使用暴力达到目标的需要；

■ 再三保证你会努力达到双赢的结果。听完攻击者的观点之后，你应该清楚地说明你准备采取一切可行措施达到令人满意的结果。通过这种方式，你能够清楚说明无论患者存在什么问题，你都是负责解决问题的，而不是制造问题的；

■ 循序渐进。虽然本能告诉你要远离这种危险的情况，但是你不应该在攻击者面前表现出你在敷衍他们。让他们感觉你将会为事情提供所需要的时间，最终达到双方满意的解决方案；

■ 预测暴力。不要让你自己易受攻击。试图与攻击者保持至少一臂的距离，躲避攻击者可能实施的殴打行为；

■ 避免旁观者，但是不要只留你自己和攻击者两个人。一些攻击者非常享受成为焦点，并且会在办公室内为观众表演。尽管你不希望给他们在人群面前表演的机会，但是绝对不建议你与有危险攻击性迹象的人单独待在一起。如果事态可能失控，离开接待区域，但是确保自己不能单独与有攻击性的个人待在一起而使自己处于危险当中。本培训实务应该按照健康和安全要求制定转移潜在攻击性事件地点的政策。

（2）同施暴者交流。良好的沟通技巧可以带来两全其美的处理结果。在处理危害性事件时，交流始于反应性聆听技巧，随后是积极地处理问题的技巧。培训的目的是工作人员须能够：

■ 做到大事化小。这也是调查过程的一部分，患者会站在自己的立场上毫无保留地提出问题，所以可以发现问题的各个方面。这是"畅所欲言"的一部分，借以建立信任及信心；

■ 提供其他处理措施。在得知有其他处理措施之后，患者认为局面失控的感觉有所降低。即便是所有这些替代措施都不甚令人满意，但施暴者是能够感到你在尽全力寻找满足他们需求的解决办法；

- 给他们留出做决定的时间。相对于要求他们立即做出决定，请允许他们花一些时间进行斟酌，然后再给你答复。但也不能不对决定时间设置上限；给他们设置一个时间，要求其在该时间内直接做出回复；
- 向争执双方做解释。向施暴者表明自己虽然没能满足其期望，但有合理的原因。当人们理解这个原因时，更容易接受现实。

3. 事件之后的支持措施

攻击性事件发生之后，工作单位有义务给予其员工：

- 理解：对所发生的事件进行定性，找出其原因，然后据此对工作进行调整；
- 安慰：事后对事件进行讨论，帮助员工克服失控情绪及自责心情，这有助于他们重拾自信，回到正常的工作状态；
- 温暖：在某些情况下，员工会受到惊吓，需要恢复体温，这时至少需要给他们一些时间，好好休息，同时理清未来的道路。

有些人在与难处理的个人接触时，表现比其他人更好。他们好像具备天生的能量和自信，这点需要其他人学习。

4. 报告

在某事件发生之后，其详尽记录应该在第一时间完成，并且该记录须征得在场所有人的认可。于1995年通过的《伤害、疾病以及事件报告条例》规定，对于员工因受到攻击导致人身伤害而离岗3天或以上的情况，其雇主需要将该情况上报。

除法律强制规定之外，报告在我们日益需要为自己的作为或不作为而负责的当下尤为重要。同样，除非进行信息共享和记录，否则有效管制暴力、集中资源是很困难的事情。

管理人员在应对暴力时最常见的两个问题是：

■ 事件的漏报；

■ 报告质量差。

很多员工将报告暴力事件视为无谓的行为，他们认为这些事情都会不了了之，或者认为报告不会带来什么改变。很多人不理解汇报过程，或者害怕自己因此引起别人的关注；另有些人只是觉得在换班期间完成报告是一件很困难的事情，而且也不愿意在下班之后继续等待结果。在某些诊所，少提或不提事件发生的真相被奉为金科玉律。如果员工经常遇到辱虐事件，他们会选择逆来顺受，而不去向上报告。如果员工认为将任何言语侮辱都上报十分不现实的话，则至少应该将他们或其他在场人员认为有威胁性的时间上报。

5. 预防措施

在攻击和威胁发生之后，不同的事后处理影响深远，既可以使一个人从之前发生的事件中迅速回归到工作状态，又有可能使其根本无法继续工作。需要制定一个管理程序，以便对事后处理提供支持。虽然有时报告过程会困难重重，但这不是无所作为的借口。根据报告制定积极的预防措施，以防止创伤性事件的发生。这些措施包括：

■ 教育员工
  - 暴力或其他创伤性事件的影响；
  - 个人应对策略及同伴支持；
  - 事后处理程序及支持来源。

■ 制定
  - 事件发生之后立即制定策略；
  - 跟进及长期支持策略；
  - 自信恢复计划；
  - 法律建议及支持；
  - 学习机制及反馈渠道。

针对牙科接待人员的犯罪行为经常是由患者对生活的不满情绪引发

的，往往针对"软目标"：某些不会进行反击的人。对于许多前台接待人员来说，语言攻击，如喊叫、咒骂以及讽刺等是家常便饭。因此，给诊所招募前台人员造成了困难。虽然预防是解决攻击性行为的最理想方法，但诊所需要对此拿出政策方案，以便处理这些威胁。

健康及安全

英国第一部健康及安全法出台于1802年，旨在保护纺织企业工人。在1802—1974年，健康及安全法的范围及力度逐渐扩大。后来经过巨大修正的法案出炉，便是1974年通过的《工作法案》（简称HASWA）。

由于几次灾难才使人们认识到职业健康及安全的咨询式方法的重要性，其中包括1966年的艾伯凡事件。1974年的《工作法案》的制定目的，是通过一种综合制度，为管理健康及安全提供一种框架，这涉及工作人员以及在工作场合中的社会成员的健康、安全与福利。

1972年，参议员罗本斯受命审阅所有现存健康及安全法规，其间罗本斯委员会得出了一系列有趣的结论。他们发现，现存法律令人费解，相互矛盾，并且法律实施机构之间监管职能重叠。因此，人们对安全法律的日常实施总是冷漠以对。《工作法案》明确了法律义务，对雇主及雇员都有规定，并且由单个行政部门统一实施。

无须承担健康风险的安全经营不再是个空谈；最终，这部法律节省了大量的时间、金钱和精力。罗本斯委员会在报告中提到，现存法律无法让企业主在最低标准的基础上提高其水平。委员会认为，可以采取一种自我调节的方式，以便使雇主们认识到其企业具有良好健康及安全水平所带来的价值。

罗本斯委员会还强调了雇主及雇员之间就健康问题及安全问题保持通畅交流的重要性。他们最后还建议：安全政策的正式声明应当是强制性的，并且需要制定系统性风险评估策略。他们为雇主、雇员、个体经营者、制造商及供应商规定了下述义务。

雇主

- 在合理可行的情况下，保护劳动者的健康、安全及福利（这一条重申了《民法》中对雇主义务的规定，尤其需要提供安全的工作设备及系统）；
- 提供安全政策声明，并将其内容告知雇员；
- 在知情权的基础上，向员工通报安全事项；
- 培训员工，让其参加安全工作实践。

对于非本单位雇员的其他人，包括承包商和公众，雇主对其有类似义务。

雇员

- 照顾自身及他人安全；
- 在安全问题上配合雇主的工作。

制造商/供应商

- 保证所提供的任何物资及文件在可以使用的前提下具有安全性，并且就其安全使用提供相应说明。

作为罗本斯委员会的成员之一，1974年的《工作法案》为职业健康及安全制定了新的方法，并且为未来制定新的安全法规"启用"了新的方式。该法案提出：

- 对现存健康及安全法进行了彻底更新和现代化；
- 对涉及工作事务的所有人员规定了一般义务；
- 为安全法的实施制定了新的推广及处罚措施。

法律执行

英国职业安全卫生署（HSE）成立目的，便是执行该法案。该署授权其巡查人员可以走访调查任何工作场所，并且如发现有企业违背HASWA，巡查人员可以采取下述措施：

- 查收并移走不安全设备；
- 发出限期整改通知；

■ 根据HASWA或刑法规定，起诉相关人员；

■ 发出口头和/或书面非正式指令。

欧洲健康及安全指令

自1974年以来，健康安全法方面的最大改动是引入了六大条例。该法案于1992年在所有欧洲国家推行，于1993年1月1日生效。六大条例由6个健康安全法规组成，旨在向工作场所健康与安全管理提供尺度。

何谓六大条例？

六大条例由欧盟颁布，英国通过引入6个欧盟指令将该法案引入国内。其主要条例为1999年的《工作与安全管理条例》，简称《管理条例》。这些条例于1993年生效，并在1999年进行了修订。该条例中同样规定雇主在保障工作场所安全方面有法律义务进行风险评估。六大条例中的其他条例分别包括：工作期间的采暖、采光以及通风方面的规定；安全使用计算机显示器及键盘的规定；操作笨重物体的规定；休息时间的规定；以及个人保护设备的规定。

牙科诊所的健康与安全

牙科诊所在日常健康安全方面引入了新的工作流程，并且该流程受英国牙科协会和牙科雇主联合会的最新政策支持。本书将就其一般规定进行讨论，这些规定旨在为工作场所安全创建一个预防性措施，其具体方法为确保工作场所：

■ 干净；

■ 安全；

■ 符合人体工程学设计；

■ 经过安全评估；

■ 经过风险管理；

■ 无潜在危险。

预防

上述内容都有一个共同目的。健康安全的一个重要功能是防止事故的发生。那么，如何理解"事故"这个词呢？以下是几点建议：

- 事故是导致伤害的意外事件，如刀伤、擦伤、骨折、烧伤等；
- 事故是因人为失误造成的事件；
- 事故是不可预见的事件，自然也无法避免；
- 事故是主观上不希望其发生、造成心理及人身伤害的事件；
- 事故是造成人身伤害的不可控事件。

此外，尚有其他要点需要考量，由此扩大事故的定义以及健康安全的概念：

- 导致健康状况下降的意外事件，如背疼、眼疲劳、听觉损失、职业性哮喘、败血症；
- 造成财产/设备损坏的不可控情形；
- 主观上不希望其发生、导致营业中断的情形；
- 本可以避免的意料之外的事件。

第一组建议之间有根本性的区别。泼洒化学药品会造成皮肤烧伤：其影响立等可见。然而，如果将事故的定义扩大，我们会发现禁止使用该化学药物会造成职业性哮喘，而该影响可能到数年之后才会显现；而这两个后果，均由同一种事故引起。第一组建议同时也指明了应该受到谴责的群体——因为其中有对"人为失误"的表述，并且存在事件不可避免的误解。

健康安全条例的核心在于预防，因此诊所必须制定自身健康安全政策，并将安全措施向工作场所内所有人员进行解释和沟通。

健康及安全政策

诊所的健康安全政策必须让用户看得懂，生动好记。安全政策须由下列部分组成：承诺书、职责构成及分配，以及政策实施的安排细则。

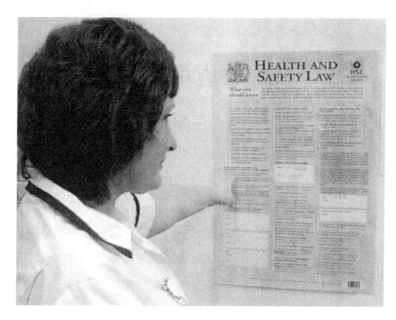

（1）承诺书

该承诺书需包含以下内容：

- 保护所有相关人员的健康及安全；

- 遵守工作活动相关的健康及安全法规；

- 为团队成员提供信息、指示剂培训；

- 管理人员监督工作的责任；

- 安排咨询团队成员；

- 提供称职人员协助雇主；

- 在适当情况下，监督、评审及修改。

该承诺书须由最高级别的合伙人署名并注明日期。如果需要修改政策，最好添加版本号。同时，该承诺书也对雇员的一般承诺进行了概述。

（2）职责构成及分配

下列内容为责任的分配方式：

- 为在各个层面贯彻健康及安全法规，制定架构和责任；

- 建立明确的沟通路线；

- 诊所义务人人有责；
- 承担额外健康及安全责任的员工，需要公布其姓名、职称及职能；
- 雇主须认命一位得力人员，协助其管理诊所健康及安全政策；
- 工作描述必须反映职责；
- 必须对职责进行衡量和评估（这是责任）；
- 必须高效分配责任（个人需要有相应的经验、知识、训练及技能）。

（3）政策实施的安排细则

政策的执行部分详细说明了保障工作场合健康及安全的具体措施。政策文件的每一页都需要标明页码，并签署日期；如此可以追溯政策的升级过程。健康安全活动需要根据组织的需求制定，并且需要在配套文件中制定所有事项的工作流程。细节量不同，相应意见也不同。为了确定其长度，首先需要决定诊所控制风险所需要的类型。

政策循环及分配

制定政策是雇主同雇员之间沟通的第一步。团队对其自身及他人健康及安全会影响安全标准，对管理的态度也是如此。因此，如果你是政策的制定者，雇主同雇员之间的有效沟通十分重要。

如何传达诊所政策？

以下是一些建议：

- 在确定雇佣关系之前，向新雇员发放政策文件；
- 在聘用合同中加入一份政策文件；
- 在工作描述中加进相应义务；
- 同员工共同审阅政策的各个部分，这可以作为入职培训的一部分；
- 在每次诊所会议上讨论安排及事项；
- 张贴定期提醒；
- 陈列海报及通知；

■ 在工资单上插入政策的最新内容；
■ 将政策的执行情况作为年终职工评估的一部分；
■ 人人都会关注健康和安全，它需要雇主及雇员通力配合和执行。

职业健康

2001年的英国人口普查显示，10%的人群认为他们的健康状况"并不乐观"。英国有1/4的人口为烟民，1/5的人口为肥胖人群，又有1/5的人口有报道承受工作压力之苦。此外，1980—2000年的20年间，英格兰和威尔士地区因饮酒致死的案例增加一倍以上。这也就不奇怪为什么诊所管理者认为控制员工的迟到行为是最大的挑战之一。由于上述原因，如果将其范围缩小到诊所经营，健康管理概念是一个有价值的提议，这一提议在全球众多大公司中均收到了极佳效果。

健康管理的理念，是帮助人们塑造更好的外观及感觉，使其身体恢复到健康状态。该方法侧重于预防，而不是治疗，其奉行的理念是一个健康的劳动者会更加快乐，从长远来看，也更加具有工作效率。该方法将健康人群同持续健康的管理结合起来，创造出一个"健康的企业"。与其为员工休病假造成的影响而头痛，不如采取措施避免员工生病。

在人力资源市场，诊所之间会展开员工争夺战，但在这里吸引到有相应能力的员工是几乎不可能的事情。但如果企业能够提供有形的附加福利，那他们更有可能吸引到潜在的员工。健康管理这一理念不但是一项有益的商业投资，同时也是企业同其他对手在人才市场竞争，是分一杯羹的有效手段。如果考虑到员工往往因为压力或时常生病而辞职的话，健康管理就会具有诱人的前景。

实行健康计划的一个原因是，自英国及欧盟立法要求雇主对其员工生理及心理健康负责之后，雇主有对员工健康照顾的义务。抛开法律义务，有些雇主关心其工作人员，并且为整个团队制订了合适的健康计划。

制订健康计划

在基础牙科护理中，我们的文化更倾向于预防牙科疾病。这一理念可以推广到在预防条件下员工的综合健康层面，并与生活方式挂钩，如饮食、吸烟以及压力。但是，这类健康计划的推行可能会遇到阻力，因为某些人会认为这侵犯了其自由选择生活方式的权力。因此，应当将这类计划以健康管理资源的方式进行推广。例如，标准人寿健康保险公司为其员工准备了个性化的个人在线服务，通过该服务，员工可以分析其健康及生活方式，同时还能为其营养、睡眠、压力及锻炼等指标提供建议。他们设置"免费水果日"，并且每月给员工送上营养条。此外，公司为员工举行健康饮食及如何放松讲座，还资助员工做现场按摩。这些计划广受欢迎，员工开始参加锻炼课程，收到了可喜的结果，健康计划实施的第一年，员工离职率降低了22.5%，缺勤率降低了4.9%。标准人寿健康保险公司确信，由于员工感到自身健康状况有所提高，其工作效率也相应提高。

为诊所制订一个相应的计划，既是管理，也是投资。其中一个方法是赠送员工健康保险，作为员工入职福利的一部分。诺威治联合保险公司在内的许多公司会选择赠送员工个人医疗保险，这是一种在线个性化健康管理服务，也是一种24小时通用热线服务及压力辅导服务。

我们已经对自身职业发展进行了持续投入，现在需要为自己增加个人发展计划，包括健康计划。在诊所员工会议上讨论健康话题有助于团队成员对各个健康及休闲计划进行检讨。

除了努力提升员工健康水平以外，创建公平公正的管理文化，使人们及企业能够兴旺发达是促进健康的一个要素。对于缺少员工且服务负担过重的企业，员工长期劳累是一个普遍存在的问题。诊所需要本着务实的态度对待员工的工作，并且应当使用管理程序，避免将不现实的期望强加在员工身上。

高达50%的公共企业及500强公司均称其将于2007年底增设健康管

理经理职位，由此可以看出，这些公司一定深谙健康计划的潜在效益。人们都有相同的健康需求；且不论我们的机构规模大小，都需要找到满足这些需求的方法。

还在为压力而担心？

众所周知，牙科诊所的工作压力较大。牙科团队的所有成员都必须在较大的压力之下开展工作。英国职业安全卫生署（HSE）一直致力于推出工作场所人身及环境安全的可接受标准。暂不考虑员工压力水平，西多赛特医院国家医疗服务的整改通知就是压力即安全问题的一个佐证。英国职业安全卫生署的执行方案将包含针对心理压力的解决措施，以便实现其到2011年因健康问题而损失的时间减少1/3的目标。

但有些与工作有关的压力来源并不能完全消除，如由工作性质决定的压力来源、因安全因素决定的求变心理或来自企业竞争和生存的需要。在这些情况下，管理好变革过程十分重要。这包括创建数量充足、基于尊重的沟通渠道，以便向员工明确阐述变革的理由，同时向他们证明这是为了以长远的眼光打造一支幸福、健康且有效率的牙科团队。

下列内容是HSE为雇主制定的标准，雇主可据此制订计划措施，预防因员工压力为企业经营带来的损失，包括由于压力而停工或员工针对雇主的敌对行为。这些标准如下：

- 需求；
- 控制；
- 支持；
- 人际关系；
- 角色；
- 变革。

对于上述各个方面的问题，沟通都是解决此问题的关键所在。重新审视诊所政策、监督其实施过程，保证各项政策的贯彻落实不失为明智的选择。在检讨诊所政策时，需要关注下列信息。

需求

如果85%的团队成员认为他们可以满足工作需要，并且现有制度能够解决他们的任何担忧，则此时才能说诊所已经实现了需求的标准。

这就意味着雇主分配给员工的工作要求是能够完成的。此外，还需要特别考虑到由于个别员工因长期生病或者休产假造成的长期空缺，需要有其他同事代为承担其工作的情况。另外，员工及其领导是否有完成任务所必备的技能及能力。为了实现这一目标，雇主最好出资对员工进行培训，让他们获得受认可的资格证明。

该"需求标准"还强调了实际工作环境、进行风险评估的需求，以及为员工提供相应渠道的需求，使他们更能注意到健康安全问题。

控制

在向85%的雇员咨询过有关其工作方式的问题之后，并且在现有制度能够解决他们的任何担忧时，才能表明诊所实现了控制的标准。

为了满足这一标准，应当鼓励和支持团队成员通过培训和其他学习手段掌握新技能，然后将这些技能应用到实际工作中。这些措施可以是室内培训计划，如入职培训、员工评估、团队培训课程以及受认证的正规资格培训。

支持

如果85%的团队成员认为其同事和上级能够支持其工作，并且现有制度能够解决他们的任何担忧，则称诊所已经实现了支持的标准。

为实现这一标准，我们需要构建一个环境，在该环境下人们可以大胆承认自己某方面的工作存在问题。然后，诊所应当向员工提供相应的培训及支持，以弥补其弱项。同时，这也是评估相关制度及程序的一次契机。

人际关系

如果有55%的团队成员认为他们在工作当中没有遇到过不能接受的行为（如欺凌），并且现有制度能够解决他们的任何担忧，则说明诊所已经实现了人际关系的标准。

团队成员可能有人因各种原因持有不同于他人的观点。但重要的是，诊所需要为其团队交流制定期望标准，并将其公正严格地执行。

在HSE进行的研究中，20%的受访者认为他们因工作场所人际关系问题而备受压力。小型牙科团队更容易感到这方面的压力。诊所需要明确其在处理员工之间或员工与管理人员之间的人际关系问题中所扮演的角色及目标。

角色

倘若55%的团队成员认为他们理解其角色及职责，并且现有制度能够解决他们的任何担忧，则说明诊所已经实现了角色的标准。

为实现这一标准，工作角色须保持明确和一致。不但需要个人明确其在诊所中的各自角色及位置，团队成员之间也应对其他同事的角色及责任有清醒的认识。

变革

如果55%的团队成员认为他们接受过有关组织变革的协商，并且现有制度能够解决他们的任何担忧，则说明诊所已经实现了变革的标准。

为实现这一标准，需要时常召开员工会议，无论会议正式与否，全将其视为团队交流/协商过程的一部分。需要特别注意的是，会议的内容应该讨论变革对于个人的影响，并给出改革时间表。

在18世纪至19世纪时期，无人管制的工作场所经常发生伤亡事故。虽然实施起来困难重重，但健康及安全法规无疑产生了巨大的影响，保护人们在工作活动中免受伤害。

交叉感染控制

交叉感染是指人际间的疾病传播，从治疗室到前台，从患者到诊所中的任何成员，反之亦然。为了阻止交叉传染，每位诊所成员都应熟知交叉感染的潜在风险，并且了解规避传染的方式。诊所应遵循通用感染控制中的有关策略，旨在保护诊所中有关人员。

通用感染控制的常规方法包括下列程序：

灭菌

灭菌法是使用高温、化学药物或辐射清除所有微生物的方法。漱口液或其他体液污染的所有器具均必须在使用之后进行灭菌操作。灭菌的第一步是灭菌前清洁工作，如洗涤，使用化学消毒剂或超声波浴。第二步是高压蒸汽灭菌。该步骤使用超高热蒸汽杀死微生物，适用于如下器具灭菌：如镊子、口腔镜以及其他众多手用器械；车针（钻牙使用的小型车针）；金属杯；盛工具用的托盘；牙科手机。

唯一不适用高压灭菌的器具是一次性用品，包括：针、解剖刀片、排涎器（吸引头）、纸巾、毛巾和杯子。

隔离

在进行治疗时，临床人员一般都佩戴手套、口罩、护目镜或面罩。这些都可以对微生物的传播起到保护性的阻隔作用。需要阻隔的区域延伸到前台。前台工作人员需要经过培训，能够识别潜在风险，然后采取如下预防措施。

- 接种疫苗。包括管理人员在内的所有员工都应该接种疫苗，预防风疹、骨髓灰质炎、百日咳、白喉、肺结核、破伤风以及慢性乙型病毒性肝炎。
- 处理受感染材料。拒绝接收患者使用过的卫生纸。这些物品应当作为受污染废物，然后装载黄色废品袋中处理，但不能和未受污染的办公或厨房废物一起处理。

■ 处理患者的义齿。请戴上手套处理患者义齿。

化学消毒剂

在每次治疗过后，牙科护士需要确保所使用的牙科手术椅和工作台均使用化学消毒剂进行消毒处理。需要送到技工室的印模和其他物品也需要消毒并严格包装，以便保护物品，减少从手术到接待人员和技工室的交叉感染。临床人员需要使用抗菌皂给患者洗手。前台接待人员最好在换班期间使用抗菌皂洗手之后再上下岗。

废物处理

诊所需要将医疗废物和非医疗废物区分开来，医疗废物是指受到血液、唾液以及其他体液污染的废物，根据诊所卫生安全规定使用专用的医疗废物袋盛放及存储，并由合法承运人使用高温灭菌法处理。医疗废物袋内的垃圾量不能超过其容量的3/4，要将袋内空气挤出，防止处理时发生爆裂。袋子需要在颈口处扎实。已使用过的锋利物品（如针和手术刀片）须盛放在受联合国认证的防刺容器内。对于带有锋利物品的医疗废物袋，其垃圾量不能超过垃圾袋容量的2/3。当收集好的医疗废物准备运出销毁时，双方需要签署转运单，该单存档时间为2年。

"特殊废物"处理是指处方药、刺激剂以及有害、有毒、致癌或腐蚀性废物的处理。特殊废物处理程序比医疗废物更为严格；相关记录及单据需要存档3年。

未受污染的办公废纸需要同一般的厨房及家居废物分开放置，然后在当地回收中心处理，见图5.3。

前台接待处防交叉感染的措施

牙医有义务在诊所充分遵守预防交叉感染的措施，否则其将因严重渎职而受到指控。除了执行严格的预防措施之外，还需要向公众普及这

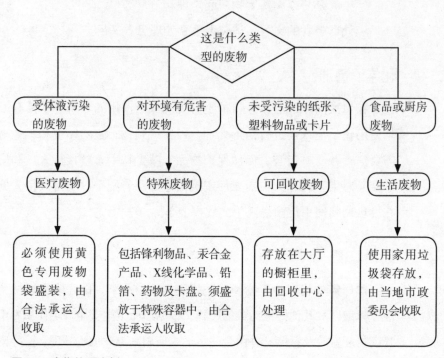

图5.3　废物处理实例

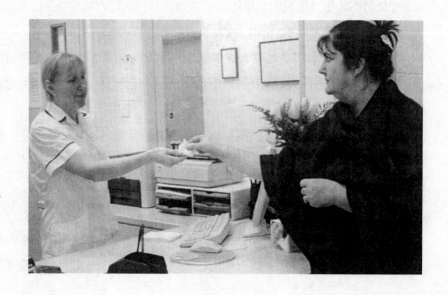

些措施，提供资讯信息，回答他们的问题，解决他们的担忧，获取他们的信任。由于许多患者会向前台接待人员表达自己的众多忧虑，因此针对前台人员的培训尤为重要，以便他们能够从容应对。

政策实践

政策实践是诊所为预防交叉感染所采取的卫生安全措施的一部分。政策负责解释诊所为控制感染所采取的措施，为团队成员确定培训要求，以及为事故报告制定程序。

病史

需要将每一位患者视为一个交叉感染的风险来源，因此需要采取措施控制风险。在患者进入治疗室之前，前台接待人员应要求患者填写一份既往病史表格，并且患者以后的每次预约，都要对该表格内容进行更新，以便采取详尽的预防措施，保护患者及牙科团队成员的安全。

培训

牙科所有工作人员都应该明确自己在感染控制方面的职责。培训的内容应包括使团队成员了解诊所所采取的措施，保护诊所成员及他人人身安全的方式。此外，他们还需有自我保护的意识，并且知道一旦发生事故需要采取哪些应对措施。

前台接待处穿戴首饰指南

研究表明，戒指下面的皮肤是一大危险因素，因为细菌可以藏身此处。诊所卫生安全措施要求诊所成员尽量不戴首饰，如果需要佩戴结婚戒指，则需要仔细洗手，以便去除戒指下面的细菌。

团体会议上需要经常讨论之前发生的事故，包括未遂事故，借以将诊所预防措施实时更新到"最佳"水平。

牙科感染控制目前仍然是研究和争论的热门议题。实施可靠的安全措施，需要整个牙科团队的参与。每个诊所必须制定一套受全体人员认可的感染控制策略，该政策必须照顾到诊所每位成员的需求，并且需要定期评审。

针对交叉感染，牙科行业一般采取预防措施。得益于知识革新及技术进步，如今的预防感染措施已经十分有效。只需遵守通用感染控制程序，就不会因交叉感染而酿成事故。

第六章
预约登记簿的使用

预约治疗

　　预约登记簿是前台接待服务的核心部分，也是诊所管理的重要工具。拥有一套计划周详、安排得当的预约制度，会使前台接待服务简单明了，同时患者也可因较少的等待时间而及时就诊。 建立预约制度的目的，是为了让每一位团队成员能够据此制订计划，准备工作，保证在约定时间内医生可以用恰当的设备为患者诊治。而结构散乱的预约制度只会造成混乱。

　　预约登记簿中还可以明确每天的工作任务，并且受众人认可的预约治疗制度管理。前台接待人员必须了解治疗室、技工室和患者的需要，保证在进行预约登记时将所有因素考虑在内。他们需要知道某个预约是否是"独立"预约，是否能够在规定的时间内预约，或者是否需要为该预约协调多位医生。在某些情况下，考虑到技工室的周转时间以及某些特殊器材的可用性，已有预约往往会受到影响。

　　预约制度的有效进行需要患者和牙科团队之间的密切配合。如果患者没能履约，诊所会因此浪费大量的宝贵时间，因此多数诊所都会要求赔偿。患者到达诊所之后发现前台接待人员对其预约登记信息有误，也会影响预约制度的顺利进行。此时，在最好的情况下，牙医在给他们诊治时会延长其他后来患者的等待时间；而最坏的结果是，患者会因浪费时间而心情沮丧，进而产生强烈情绪。

　　时间对于牙科而言意味着金钱，因此一次预约失误也就意味着付出一定的代价。诊所的接待程序很大程度上决定患者是否会如约而至。研究表明，新患者评估及首次治疗预约是最容易出错的。因此，诊所管理人员需要制定以患者为中心的接待服务，用以迎接新患者前来就诊，保证他们的首次体验为将来建立良好持续的合作关系打下基础。诊所需要对前台接待人员进行新患者接待流程培训，接待流程须简单明了，保证其可持续性，同时减少出错。

预约时的注意事项

　　如果前台接待人员较为熟悉手术流程，则能够做好预约工作。诊所有义务明确患者治疗的所有方面。为了避免误解，新患者就诊时需要向其解释诊所条款制度，并且在预约完成之后认真执行。接待人员需要：

- 问清患者是否享有国民保健服务（英国）；
- 向患者解释预约期间的事宜；
- 详细说明各项开支及付款要求。

　　临床医生需负责患者的知情权，并且向患者提供知情同意书。但前台接待人员在患者预约治疗时告知他们某些具体信息也是十分有必要的。例如，提醒需要做长时间治疗的患者就诊之前吃饭。

　　有些长时间治疗要求医务人员高度集中，因此这类治疗的预约不能接连进行。多数牙医喜欢快速常规预约。

工作细则

　　每家诊所都应有一套条理清晰的预约工作细则，以供团队成员随时了解接待职责。本章将对一般信息进行概述，并给出完成预约所需要的各个事项。

预约完成的各事项

空气喷砂机

这是一项通过将精细研磨的氧化铝颗粒和压缩空气经过喷嘴喷出，清除病牙组织及色素的技术，是高速手机的一种替代方式，因为该技术不需要麻醉操作，所以有利于缩短时间（表6.1）。

表6.1　空气喷砂机：注意事项

注意事项	
治疗室	如果诊所并不经常使用该技术，则在会话结束前促成空气喷砂机的预约，以便留出准备时间。这种预约不可接连进行，因为机器资源有限，需要时间进行交叉感染控制处理
患者	患者需要明确知道自己将在治疗室待多久，以及预约之后的其他事项。在患者进行预约时，诊所需要向患者提供一份书面治疗计划，一份开支预估清单及付款要求

检查/就诊提醒

过去，这一程序被称为检验或核对。如今评估是一个热门术语，因为它代表了牙科诊疗过程的本质，过往、当前以及未来的治疗都需要对牙齿及口腔软组织进行判断。除非患者是一名准妈妈或者有其他原因造成患者不能照射X线，否则需要进行口内及口外X线透视。

牙科X线可提供牙齿及口腔照片，光线穿过口腔，投射到胶卷上成像。密度大的结构（如银汞充填物或金属修复体）会阻挡大部分的X线，在冲洗之后的胶卷上留下清晰的纹路。而含有空气的结构在胶卷上显示为黑色，牙齿、组织及液体则会显示成灰色阴影。

借助于X线，牙医可以查看那些使用其他方法看不到部分的健康状况，如牙齿之间的缝隙以及牙龈边缘的下面。X线还可以透视出未萌出的牙齿情况，牙医因此可以制订计划，预防未来可能出现的问题，例如与智齿有关的问题。

（1）新患者

在预约新患者方面，前台接待人员需要学习众多治疗和经验方面的注意事项。在对新患者进行评估预约时，接待人员可以向患者说明以下内容：

"在你第一次来访时，我们会对你的口腔进行一次全面检查，以确定你过去曾经接受过何种治疗以及未来需要的治疗方案。为了对你进行口腔检查，我们将对你的口腔进行一整套的X线拍摄，除非你有理由证明自己不能或不必进行该项操作。口腔检查所需时间约为30分钟，所需费用预计为25英镑（约217.5元人民币），你可以在预约之后刷卡支付。"

向患者邮寄就诊资料包是个明智之举，因为其中包含诊所的详细信息以及诊所的服务标准。

（2）现有患者

牙医会建议每位患者参加定期检查的频率。有些诊所会给患者寄送就诊提醒，而有些诊所则依赖于患者的记忆力。多数情况下，就诊提醒按月寄送（表6.2）。

表6.2　检查/就诊提醒：注意事项

注意事项	
治疗室	许多诊所将首次检查的时间定为30分钟。而对诊所常客，检查预约的时间可能会短一些。前台接待人员进行预约时，需要咨询患者是否有牙科问题或忧虑，并将该信息在检查时交给牙医。很多牙医会在治疗预约的空当对患者进行检查
患者	询问患者是否有任何疑虑或特殊服务需求。给新患者寄送一个欢迎资料包，里面注明诊所可提供的服务、诊所的乘车路线、解释取消协议，以及确定预约

牙桥

牙桥用于填补因牙齿空缺造成的缝隙。每个牙桥都是根据患者不同的需求经牙医设计而成。设计牙桥的方式多种多样，但都需要制作一颗义齿，往往将其安放在两个烤瓷冠之间。多数情况下，一个牙桥的两端各有一个烤瓷冠，接合到缺牙两旁的牙齿上。与局部义齿不同的是，牙桥一旦放入固定，患者不能将其取出。

对于传统牙桥，两次预约即可完成。第一次预约目的是牙体预备，取得印模，然后将其送到技工室，以备牙科技术人员制作牙桥。第二次预约安排在第一次预约后的1~2周，患者前来安放牙桥。牙齿准备好后，首先会放置一个暂用罩冠，在牙桥制作好之前起到保护牙齿的作用（表6.3）。

表6.3 牙桥：注意事项

注意事项	
治疗室	为了确保成品的最高质量，最好将采集好的印模当天即送达牙科技工室。此时再进行预约，确保印模能够赶上当日邮递时间或技工室的收取时间。虽然多数器材都属于规范器材，但仍然有可能需要用到金刚砂车针这类特殊器材 在确定患者的合适预约时间时，需要保证技工室能够将牙桥成品及时送达。多数诊所要求技工室提前一天送达成品
患者	接待人员需要明确地告知患者每次治疗时间的长度，还需要让其了解在技工室制作牙桥期间，将使用暂用罩冠替代。患者进行预约时，需要告诉其详细的付款要求。在安装牙桥之前，首先需要向患者收取技工室的制作费用

冠

冠的作用是支持牙齿，改善其外观，或者当充填物较大而剩余牙齿较少时起到支持牙齿和覆盖充填物的作用。

冠可以保护受损牙齿，防止其损坏，或对已损坏的牙齿进行修复，可以用来覆盖裸露和畸形的牙齿，也可用于覆盖种植牙。

对于传统的冠，两次预约即可完成。第一次预约目的是牙体预备，取得印模，然后将其送到技工室，以备牙科技术人员制作冠。第二次预约安排在第一次预约后的1~2周，患者前来安放冠。牙齿准备好后，首先会放置一个暂用罩冠，在新冠制作好之前起到保护牙齿的作用。

有多种类型的冠可供选择。材料的选择根据临床要求及其花费而定。应用最广的牙冠材料有：

- 陶瓷；
- 镶金或贵金属的陶瓷；
- 金。

某些诊所拥有新型高科技系统，如数字椅旁全瓷修复系统（CEREC）。使用该系统，患者无须等待，牙冠在诊所内即可制成。如此一来，只需一次预约即可完成（表6.4）。

表6.4　冠：注意事项

注意事项	
治疗室	在进行预约时，需要确保将印模尽快送到技工室，防止印模因材料失水导致的变形 准备牙冠的预约不能接连进行。如果诊所可以制作牙冠，则只需一次预约即可。否则安装牙冠的预约就必须等到牙冠制作完成并送达诊所之后进行
患者	接待人员需要明确地告知患者每次治疗时间的长度，需要告知患者他们的口腔在预约结束之后的麻木感还会持续一段时间，还需要让其了解在第一次预约时，将使用暂用罩冠替代牙冠。患者进行预约时，需要告诉其详细的付款要求。考虑到经济因素，牙冠一旦从技工室送达诊所，最好尽快安放，且确保患者在技工室向诊所出具发票之前支付牙冠的费用

义齿

每颗义齿都是根据患者不同的需求经牙医或牙科技术人员设计而成。义齿用来替换缺掉的牙齿，使患者能够吃饭、说话以及自信地微笑。一颗完整的义齿可以替代上下颌上的任何一颗牙齿。患者的就诊记录上，F/-表示上颌义齿，-/F表示下颌义齿，而F/F则表示上下颌义齿。局部义齿安装在原来缺牙的部位，用金属扣或一种称为精密附着体的装置同天然牙齿接合在一起，在就诊记录上标记为P/-或-/P。

首次预约一般均为印模采集。多数情况下，第二次预约一般为"咬合"阶段，需要在治疗室对患者口腔进行测量，以便技工室了解患者上下颌的关联方式，并确定患者面部的中心线。此时牙医和患者会选择牙齿的类型、形状以及颜色，然后通知技工室。第三阶段为试装阶段，技工室将选好的牙齿安装在蜡模牙托上，牙医可借此观察牙齿的咬合情况，患者也能了解成品义齿在他们口腔中的模样。如果本步骤一切顺利，将会进入安装阶段，但如果牙医或患者对此不满意，需要在更换之后再次试装。安装局部义齿不需要经过咬合测试，而对于某些金属义齿，则还另须经过其他阶段测试。

有时，如果拔出的牙齿是前牙，需要立即安装义齿，这被称为立即修复（IR）。从印模中制作的义齿会直接安装到口腔里。此种情况下，患者需要在印模采集完成之后即要求进行拔牙（XLA）及镶牙预约（表6.5）。

表6.5 义齿：注意事项

注意事项	
治疗室	在进行预约时，需要确保将印模尽快送到技工室，防止印模因材料失水而导致的变形。印模的数量取决于义齿的类型 预约时间较短，4次预约中，每次预约的时间间隔为1周。每次预约时，请确保技工室已经将相应产品做好并送达诊所 多数诊所要求技工室将产品在患者预约时间之前的一个工作日送达
患者	接待人员需要明确地告知患者每次治疗时间的长度以及需要治疗的次数 患者需要充分了解完成4次预约的重要性，如果他们错过任何一次预约，余下的预约将会被诊所取消 每次预约时，接待人员需要告诉患者详细的付款要求。在安装义齿之前，首先需要向患者收取技工室的制作费用

急诊

每个诊所都会留出时间应对牙科急诊。诊所需要向其前台接待人员提供清晰明了的指导方针，方便他们对急诊进行甄别。通常，患者所认为的急诊同牙医定义的急诊并非同一概念。

　　虽然前台接待人员了解诊所对急诊的定义，但诊所的制度有可能因为患者的夸大其词而失去效用，他们会夸大病情，声称自己病痛严重，而事实并非如此。最好在前台处张贴一张急诊检查表，接待人员向患者询问问题，并对其回答做记录（表6.6）。

表6.6　急诊：注意事项

注意事项	
治疗室	诊所在其策略中必须概述急诊的定义，并针对疼痛处理、牙冠脱落、牙齿损伤以及充填物的情况，说明何时可以预约以及预约的时间长短
	在患者预定预约时，前台接待人员需向其询问预设问题，以确认患者的病痛是否会对急诊治疗造成延迟
患者	接待人员需要告知患者他们所需的急诊预约时间，以及根据问题的严重性，告知他们后续预约的次数
	在接待身上有病痛的患者时，需要小心应对。前台接待人员应当多替患者思考，给予患者更多支持，告诉患者自己可以做的事情，而非那些不能完成的事情
	切勿说出任何可能让人误以为是例行公事的言语；前台接待人员的责任是为牙医收集和记录信息

拔牙

　　拔牙是治疗中采取的最后一个手段，主要针对不能修补的牙齿，或者当患者无法负担补牙的费用时才会采取。拔牙手术非常直接，虽然有时牙医会考虑到患者的整体健康状况或者有时需要全身麻醉，但拔牙一般被视为是口腔手术。如果需要推荐专家，前台人员应告知患者可以直接去专家处预约。前台人员需要向患者提出自己对他们能够进行预约的时间预测，并且要求他们在超过预测时间还未受到预约时与接待人员取得联系（表6.7）。

充填

　　当牙齿组织出现损伤或磨损时，可以通过填充材料进行修补，有许

表6.7　拔牙：注意事项

注意事项	
治疗室	拔牙手术预约不能接连进行，因为需要对特殊器材进行消毒灭菌操作，以便后续需要从相同部位拔牙的患者使用
	牙医会告诉前台每位患者所需要的治疗时间。在确切的拔牙手术时间之外，患者需要额外时间恢复，并且牙医也需要时间确认流血已经停止
患者	前台应通知患者拔牙手术需要局部麻醉，因此他们在就诊之前最好能够吃些食物
	患者在手术之后，确保其不做剧烈运动，并且保证在手术当天的其他时间内保持放松状态
	保证给患者发放一份术后建议表，建议患者一旦出现疼痛症状，如果手头没有阿司匹林，可以服用日常治头痛的药物。并且，如果疼痛在数天之后仍然持续，建议患者同诊所联系
	在拔牙手术进行之前，确保患者了解其消费和付款要求

多种类的填充材料可供选择。很多人使用金属材料，包括汞合金（银）和金填充。与牙齿同色的复合填充树脂是替代传统金属充填物的热门选项，其外观同自然牙齿组织相同。复合树脂具有强度高和耐用性好的优点，带给人更加自然的微笑。很多牙医向患者推荐使用复合填料，以避免使用银汞合金。然而，使用复合树脂的花费远远高于传统汞合金充填物，这是因为其原料价格更贵，并且需要更长的手术时间。

牙医需要通知前台手术所需要的时长。通常，这些信息会在患者到来之前记录到患者备注上。富有经验的前台接待人员都了解牙医在每种类型的充填修复手术上所花费的时间。如果患者对预约时间有疑问，在患者确定预约之前，前台人员需要向相关牙医或其护士进行确认（表6.8）。

牙龈切除术

这是一种治疗牙龈疾病的外科手术，需在牙周动手术，切除多余的牙龈组织，传统的治疗方法对此无效。有的牙医将这种手术称为"牙周病专科"。这是一个需要无菌操作的小手术。做这个手术，患者需要

表6.8 充填：注意事项

注意事项	
治疗室	在患者登记预约时，需要注意选取充填物的类型，因为复合充填物所需要的时间一般比汞合金充填长
患者	前台接待人员应告诉患者其治疗时长，这取决于患者所选的充填类型，因为复合充填所需要的时间一般比汞合金充填长。此外，需要向患者说明，在预约结束之后，他们的口腔仍然会有麻木感。并建议他们在就诊之前稍微吃些食物 确认患者的书面治疗计划中包含了所有的充填细节

2～3次间隔开的预约。

第一次预约进行牙龈切除手术，第二次预约为拆线，第三次预约为观察恢复情况（表6.9）。

表6.9 牙龈切除术：注意事项

注意事项	
治疗室	牙龈切除预约不能在较短的时间间隔内连续进行，这是因为特殊器材需要进行严格的消毒灭菌工作，以便供后续患者使用，器材可能因此不够用。因此一次不能登记两个或以上的牙龈切除术预约。在患者来诊所之前，牙科护士需要时间将治疗室整理齐全 在登记后须预约时，有时需要同卫生专家联系，确保患者进行充分的家庭护理，以巩固治疗效果
患者	前台接待人员应告诉患者其确切治疗时长，以及后续事项，并向患者建议其治疗时间的长度，提醒患者就诊之前稍微吃顿便餐。此外，需要向患者说明，在预约结束之后，他们的口腔仍然会有麻木感，在牙龈伤口愈合之前，避免吃辛辣或坚硬的食物 治疗之前，确保向患者提供书面同意书，并在治疗结束之后赠送患者术后建议书

植牙

在换牙时，并非只有安放牙冠、牙桥或义齿等选项可选，有些患者可以选择植牙。经过一系列的预约，将种植体通过手术安装在牙龈以下的部位，此时植入的种植体同颌骨结合在一起，从而用作换齿、安放牙桥或义齿基础。由于植牙同颌骨结合，换齿的感觉和自然牙齿别无二致。

植牙手术耗费时间，需要多次预约，并且费用不菲。有时，患者需要进行CT扫描，以便让牙医在植牙或准备骨移植之前看清神经及血管细节部分（表6.10）。

表6.10　植牙：注意事项

注意事项	
治疗室	植牙属于高级外科手术，需要执行最高标准的交叉感染控制，动用最复杂的设备完成。在整个植牙过程中，需要两名牙科护士协助医生完成 在正式开始治疗之前，需要进行大量的诊断工作，每次预约，医生都需要调看这些诊疗结果
患者	治疗之前，确保向患者提供书面同意书，并在治疗结束之后赠送患者术后建议书

嵌体

当50%以上的牙齿咬合面受损时，嵌体可以予以修复。嵌体一般由陶瓷或黄金制成，可以准确地塑造成牙齿的各种形状，并同受损部分牢固接合。嵌体类似于充填物，位于牙尖端的内部；而高嵌体用于大范围修补，包括一个或多个牙尖（表6.11）。

表6.11　嵌体：注意事项

注意事项	
治疗室	登记嵌体预约时，需要提醒患者注意将印模尽快送达技工室，防止印模变质 多个嵌体预约不能连续进行 如果诊所可以制作嵌体，则只需一次预约即可。否则嵌体安装预约需要等到技工室将制作好的嵌体送达诊所之后才能进行
患者	前台接待人员应告诉患者每次治疗的确切时长。需要向患者说明，在预约结束之后，他们的口腔仍然会有麻木感，并且需要患者了解在嵌体安装预约之前，诊所将为其安装暂用填充 在登记预约时，前台人员需要告知患者详细的付款要求 考虑到经济因素，嵌体一旦从技工室送达诊所，最好尽快安放，且确保患者在技工室向诊所出具发票之前支付嵌体的费用

嵌体的安放需要两次预约。首次预约将会清除旧充填物或腐坏组织，为嵌体做准备。接着牙医会做一个牙齿的印模，然后将其送往牙科技工室，技工室根据印模制作嵌体/高嵌体。第二次预约时，牙医会确认嵌体/高嵌体在牙齿内是否合适，是否影响咬合。嵌体在正确安放之后，牙医会使用高强度接合树脂将其同牙齿紧密接合，然后对其进行磨光处理，确保表面光滑。

口腔外科

口腔外科所含领域广阔，是应对口腔内可能出现的一切问题的一门学科。这些问题多数同牙齿相关，当然有包含颌骨或牙龈问题。普通诊所中常见的口腔外科治疗是根尖切除术，用以治疗受感染的牙根尖、软组织异常检查，以及手术切除阻生牙。

准备手术需要充足的时间，同时医生需要受过相关培训的护理人员的协助，手术过程中，患者也需要医护人员的支持（表6.12）。

表6.12 口腔外科：注意事项

注意事项	
治疗室	口腔外科需要使用专业的工具；由于工具数量有限，因此在同护士长确认情况之前，不能连续进行多个口腔外科预约。在某些情况下，一台口腔外科手术需要两名牙科护士
	患者按时就诊时，需要为牙医准备好所有X线片
患者	治疗之前，确保向患者提供书面同意书，并在治疗结束之后赠送患者术后建议书
	建议患者就诊之前吃顿便餐
	需要给患者提供敷料，以备不时之需。同时，向患者说明术后会出现的疼痛情况

口腔正畸

口腔正畸是主要处理牙齿排列问题的专业领域，其治疗的目的是矫正牙齿，改善其功能，简化患者的家庭护理。正畸治疗的时间为1~3年，在此期间，牙医每隔3~4周查看一次患者的情况，并对矫正器具进行调整。

在某些条件下，牙齿正畸使用的是可摘矫治器。通常这类治疗可由普通牙医（GDP）完成，但如果需要固定矫治器，最好由专业牙医操作。

许多做正畸治疗的患者同时需要拔牙手术，以便借助正畸器具，为其拥挤的牙齿腾出移动空间。专业牙医会指示普通牙医拔除必要的牙齿。在此期间，前台接待人员需要做好沟通工作（表6.13）。

表6.13　口腔正畸：注意事项

注意事项	
治疗室	做口腔正畸治疗的患者需要进行多种治疗和检查预约，包括首次口腔检查、治疗方案、定期检查、印模、拔牙、安放矫治器以及矫治器调整 每次预约时间很短，且过程简单，旨在让牙医观察治疗的进展
患者	口腔正畸治疗涉及拔牙手术，过程会有些痛苦。牙科团队须向患者提供支持，开展患者教育计划，以方便其在家治疗。正畸治疗的整个过程需要保持良好的口腔卫生

臭氧治疗

臭氧是氧气的一种，是一种天然高效杀菌剂。臭氧作用于牙齿表面，可清除腐朽组织，并起到杀菌作用。在清除残留组织之后，便可放置充填材料，代替受损的牙齿组织。但该治疗方法并未纳入国民保健服务（英国）中（表6.14）。

表6.14　臭氧治疗：注意事项

注意事项	
治疗室	臭氧治疗预约所用时间比常规充填稍长。除了臭氧发生设备外，无其他特殊需要
患者	患者需要了解在家庭常规护理时使用推荐牙膏及漱口液的重要性

牙周病治疗

牙周疾病（又名牙周感染、牙龈疾病或脓漏）是一种位于牙龈及颌骨处的持续性感染。如果不加以治疗，这种感染可以破坏牙齿周边的骨骼，从而导致牙齿脱落。75%的成年人牙齿脱落均是由牙周感染造成的。第一次预约时，牙周病医生会对患者口腔进行检查，其间将确定治疗方案、治疗时长以及花费情况。在进行治疗时，诊所会开展患者教育活动，向患者讲解牙周病的病因及其预防措施（表6.15）。

表6.15　牙周病治疗：注意事项

注意事项	
治疗室	牙周病治疗从简单的刮治、抛光到高级别手术治疗不等。患者需要阅读手术须知，确保自己选择了正确预约类型。牙周病手术需要必要的器材，同时需要受过相应培训的护理人员
患者	患者有权知道每次预约的时间长度以及治疗过程。诊所工作人员须提醒患者在就诊之前吃顿便餐 在治疗正式开始前，确保患者已缴纳治疗费用，并了解付款要求

牙根管治疗

当腐烂部分蚀透牙髓时，牙齿及其周边区域会疼痛异常。牙根管治疗术就是针对牙髓（牙齿中间富含神经及血管的软组织）疾病的一种方法。过去，发生脓肿或神经感染的牙齿一般做拔除处理，但如今95%的牙髓可以使用合成材料替代，通过牙根管治疗（牙髓病学）保住牙齿。

普通牙科诊所的接待人员需要了解，为保证治疗设备可用，牙根管治疗预约不能连续安排。在某些诊所中，不同科室共用相同的治疗设备，设备在使用之后需要进行严格的交叉感染消毒措施（表6.16）。

表6.16　牙根管治疗：注意事项

注意事项	
治疗室	在普通诊所，牙根管治疗通常和其他手术交替进行。由于设备在使用之后需要进行严格的交叉感染消毒措施，在确认设备是否可用之前，不能连续安排两次及以上的牙根管治疗手术 通常，患者需要进行多次预约，每次预约时间间隔为1~2周
患者	接待人员需要告知患者每次预约的时间长度，且向患者说明，在首次诊疗结束之后，他们的口腔仍然会有麻木感 确保患者已同意缴纳治疗费用，并了解付款要求

刮治及抛光

刮治治疗是清除牙龈线附近的牙结石，维护牙龈健康。该操作一般结合充填及牙齿的抛光处理，使牙齿表面更加光滑，方便日常护理。牙齿卫生士可以进行此类治疗，需要使用电动洁治器和手动洁治器完成。

电动洁治器有一个快速震动的尖头洁治，通过水流进行冷却，使用抽吸装置将冷却水从患者口腔抽出。

对于患牙周（牙龈）疾病的患者，洁治可能包括清除牙根处的沉淀物，该操作称为牙根平整术。牙龈发炎时，牙周袋会加深，且从内侧同骨骼脱离。牙周袋深度越大，其越容易滋生牙垢沉积，进而使牙龈状况恶化。为了防止进一步发炎，需要对牙周袋进行清理。进行牙根平整术时，需要将手动刮治器插入到牙周袋中，以清除牙齿附着物。该手术需要局部麻醉。此外，卫生士还需要向患者传授家庭日常护理的方法（表6.17）。

表6.17 刮治及抛光：注意事项

注意事项	
治疗室	这是一种常规治疗，可以由牙医、治疗室或牙齿卫生士完成。多数卫生士会将刮治及抛光治疗的预约时间定为20分钟 如果患者还有牙周疾病，则需要重新进行一系列的牙周病预约，然后再进行3次月度洁治预约，以控制病情
患者	在洁治之后，患者牙齿往往会极为敏感。患者需要了解软组织恢复时进行洁治的重要性。牙龈疾病往往在洁治之后引起痛感，因此需要患者注意术后症状

贴面

贴面材料（陶瓷或树脂）安放在前牙上，以改变其颜色或外形。这对尺寸过小或过大，或者表面不规则的牙齿是个理想选择。贴面可以消除这些不整齐现象，让患者笑容永驻。贴面可用陶瓷在技工室或诊所制作。数字椅旁全瓷修复系统是一种新型高科技系统。患者无须等待，牙冠在诊所即可制作完成。

在许多情况下，患者都要求做这种贴面治疗。此时，前台接待人员需要首先为患者登记检查预约，以便确认是否需要治疗，同时还需同患者商定治疗费用。第二次预约需要进行牙体预备，牙医需要告诉患者该过程所需时间。但这取决于需要预备的牙的数量，以及是否需要首先制作充填。牙医会将印模送至技工室，以制备贴面，制作完成的贴面会在第三次预约时安放并固定（表6.18）。

表6.18　贴面：注意事项

注意事项	
治疗室	这是一种常规治疗，不需要特殊材料。牙医会确定治疗时间，其长度视需要治疗的牙齿数量以及现有充填物的状况而定
患者	患者需要了解的是，在镶饰安装之前，相关的牙齿会极为敏感。因此，患者应当确定技工室制作镶饰所需要的确切时间，一旦技工室完成制作并将成品送至诊所，患者最好尽快登记安装预约 在进行牙体预备预约前，确保缴纳所需款项

牙齿漂白

牙齿漂白完全属于私人治疗，由希望获得洁白笑容的患者自己提出。如今市面上有众多牙齿漂白产品可供选择，有些产品可以直接在诊所使用。而另外一些产品则是"家用"产品，患者可以在家自行使用。

"椅旁漂白"一词有时指的是由牙医操作的牙齿漂白术，需要多次预约。每次预约的时间持续30分钟至1小时，期间牙医会使用保护凝胶或橡胶罩对口腔软组织提供保护。接着，使用漂白剂对牙齿进行漂白，并使用专用光源加快漂白作用（表6.19）。

如今家用漂白方法很受欢迎，而且花费比"椅旁漂白"更低。但在家进行漂白之前，需要患者进行一次检查。如果牙医认为患者可以在家进行漂白，则会采集患者的印模并将其送到技工室，制作成一个形状类似防护牙托的塑料托盘，用来盛放漂白凝胶。遵照医嘱，托盘需要在连续几周内每天坚持戴数个小时。但是，由于漂白剂并不能对白色充填

表6.19　牙齿漂白：注意事项

注意事项	
治疗室	每位患者在治疗之前都需进行检查预约，如果患者需要"在家"漂白，期间会采集患者的牙齿印模，以制作托盘 如果患者选择"椅旁漂白"，则预约治疗的时间将会很长（一般超过1小时）
患者	有些患者牙齿会因漂白而敏感，并出现牙龈肿痛现象。使用抗过敏牙膏或减少使用凝胶会轻松消除该症状 国民健康服务（英国）并不包含牙齿漂白项目，因此在进行治疗之前需要患者同意诊所经营条款

物、牙冠和牙桥进行漂白，因此在漂白之后可能需要更换这些材料。

从诊所的角度看，高效的预约登记簿可以使工作变得多样化且充满乐趣，同时又能保证诊所每小时的应收收入。

第七章
行政技能

行政体系

　　有效的、友好的接待服务对于任何牙科诊所来说都是巨大的"资产"。事实是除非接待员工接受过运营高效、持续有效行政体系的正式培训，否则他们不可能理解接待服务的重要性（除了认为避免与生气的患者起冲突很重要）。他们甚至不能理解进行常规体系评价的重要性。英国牙科接待协会于2003年进行的一项研究显示70%的接待员没有正规的行政资质。因此，假设他们的培训来源于亲身实践和反复试验就很合理了。尽管很多患者认为偶尔的小错误是可接受的，但是持续性和破坏性的错误不能被接受，而且患者会将这些错误映射到诊所提供的临床护理上。这样就太遗憾了，因为出现这种情况的概率很小。

　　正式的培训可以培养个人对体系运作的驱动力、设计有条理和持续性体系的方式以及定期评估结果的需求等方面的知识、能力和理解。制定这些体系时需要考虑以下因素：

- 体系预期的结果；
- 运营体系需要的资源；
- 如何评估结果；
- 法律和道德要求；
- 避免复制。

即使是现在很多接待体系也是计算机化的，这些因素仍然相关，因为尽管计算机系统趋向于标准化信息，但是谚语"种瓜得瓜，种豆得豆"也是事实。因此，在计算机化诊所内管理人的能力和在非计算机化诊所内也是相关的。

体系的制定是良好行政的核心，不是履行简单的任务。应该书面制定并记入体系，防止新团队成员在接受培训时被误导。

设计体系时，建议先从你想要取得什么样的效果开始。每间诊所都有很多体系，例如以下体系。

- 预约簿：治疗、召回和错误预约、预约取消的后续跟踪；
- 财务：患者付款、销售和购买分类账、现金表、银行、小额现金、索赔NHS费用；
- 营销活动：接受患者反馈、销售各种商品、电话技能。

该体系列表并不详尽，在每一项活动中，都要满足患者的预期，建立所有牙科团队专业性的良好印象。患者对体系的体验感觉应该是：

- 平稳运行；
- 准确；
- 信息量大；
- 关怀；
- 氛围轻松。

有效的体系必须是对于管理人和患者来说都简单易懂的体系。团队对行政体系的体验感觉应该是：

- 可靠；
- 直接；
- 有条理；
- 恰当。

高效、接受过良好培训的工作团队与业务的成功是具有紧密联系的。不过很多牙科诊所面临的问题是聘用没有接受过良好培训的员工及接待员，反过来意味着要忍受员工不足和造成的混乱局面。另外，除非

管理人的十大注意事项

该做：

- 准确记录。牙科学院教授准确记录的技能。因为太普遍，所以这一原则不包含在诊所行政范围内。构成清晰的审核路径的记录体系是非常重要的。制定接待手册并遵循程序执行会确保体系的质量，同时符合法律要求。

- 注意细节。当接待处很繁忙时，你通常会希望同一时间完成多个任务。如果在这种情况下产生的工作压力导致你选择走捷径，那么你以后面对的问题会更多。跳过工作细节会在日后产生额外的工作，同时有损诊所的专业性。更重要的是，让你的工作区域保持整洁。一张整洁的桌子显示了清晰的思维。

- 设定并遵循程序。在诊所行政中建立一种专业环境的最佳方式就是规划并且遵循已设定的程序。

- 注意变化需求。一种体系在某一时刻运行良好并不意味着永远都适用。好的体系会发生变更并且适应变更需求。这并不意味着体系应该突然发生变更。所有的变更都应该与所有体系用户协商并且适当记录。

- 评估结果。当你收到患者投诉时，你知道你所做的事情并不让他们满意。事实是很多患者即使不满意服务，也不会抱怨或是至少不会向你抱怨；但是，他们会向其他人抱怨，这会在患者投诉章节讨论。倾听患者在候诊室与其他人的谈话也是个不错的办法，并且思考他们对其他人的评估和 怎样才能改善你的诊所行政问题。

不该做：

- 不要复杂化任务。让诊所行政变得比实际上更加复杂不是一个好办法。过度复杂的体系会导致错误和疏忽。

- 不要认为事情对所有人都适用。你能够取悦患者与同事交好。但是，如果你忽略体系，在伤害其他人的情况下做出变更来取悦某一个人，这种情况下你应该停止取悦任何人。真正的技能是灵活应变，不要发生任何一方都不讨好的情况。

- 不要出现库存材料短缺的情况。缺少工作中需要的材料就体现了糟糕的组织能力。总是保持足以让你平稳、专业工作的库存。

> - 不要频繁变更工作内容，留下未完成的工作。接待繁忙的时候就意味着你需要一会儿忙这个工作，一会儿忙那个工作，遗留下未完成的事情确保你回头做完所有未完成的工作，这样避免以后处理棘手。
> - 不要忘记保持兴趣。你越是享受你的工作，就会做得越好。态度决定一切。肢体语言会影响其他人对你的回应，会增加作为一名牙科接待员的快乐或痛苦。

你靠近培训中心，否则路程费用也是相当高的，除了这些问题，很多经验丰富的员工会对开始一段较长时间的学习感到担心。

患者召回

多数诊所都有一个召回系统，提醒患者到期进行常规的检查。召回系统如果运行得好会反映诊所的组织有序，采用护理预防措施。召回系统的运行是基础的客户关怀措施，应该维持诊所现金流，满足诊所和患者的需求。召回系统的设计必须小心，因为设计糟糕的系统不仅不会产生理想的结果，而且还会给接待员工施加更多的压力、惹恼患者。举例来说，诊所在每月的最后一个周五邮寄出100份召回。结果造成每个月的最后一天接待处特别的混乱，接待员找寻患者预约存在极大的压力。其他患者不断地拨打诊所电话，总是显示忙音，之后也停止拨打了。最终，不仅诊所接待员筋疲力尽，而且还恼怒了患者。

召回系统是为了维持患者在诊所的流动。一些超负荷运作的诊所停止召回患者进行预约。当诊所不能够预约患者进行治疗，对于现金流而言就是一个灾难。超负荷运作的诊所会有失去患者和破产的风险。

召回患者常用的一个方法是请患者自己预约下一次的常规检查。可能与卫生士预约或只是简单的常规检查预约。从行政的角度看，这种做法较为理想，但是也有一些患者不愿意规划下一次预约。

计算机化诊所在他们的牙科软件中导入数据库运营召回系统。这种系统提供两种检查预约的可能性。一种是患者预约过并且了解；另一种是保留预约，由诊所到期进行后续跟踪。

召回信可以在预约之前提前设定的时间内由计算机生成，通常是3周左右，并发出。有些诊所的接待员打电话联系患者或是发短信进行检查预约。有些情况使用这种方法填补预约撤销的缺口。

随着技术的发展，召回患者、提醒他们已有预约或是通知他们可以进行预约的自动系统会产生很好的效果。这些方法成本低、效率高。有几间诊所已经使用了让患者在线进行检查预约的系统。这样使得接待员从常规任务中"解放"出来，允许他们拓展面对面护理协调方法。

召回系统对很多诊所都有效；经验显示允许患者自己预约的系统是成本最低、最高效的一种方式。但是，出现的问题是诊所有太多患者，为了保护长期忠实患者的利益，不能处理足够多的预约。

处理患者投诉

自威尔逊在报告中提出建议，内部投诉计划于1996年成为牙科诊所强制执行的一项计划时，引起了轩然大波。业内害怕投诉机制的建立会提高投诉的数量，最终导致诉讼量的增加。但是，很多牙科团队现在认为处理好投诉对于提高顾客至上的服务很有价值。按照处理国民保健服务（英国）治疗相关投诉的内部程序执行，大多数患者的投诉都能够得到满意的处理结果。

能够得到满意的结果当然最好不过。牙科患者在不满意治疗或服务时会选择在其他诊所接受治疗和/或告诉他们的朋友、亲戚对你诊所的意见。这样会损害你辛苦经营的良好声誉。同时，你们之间的关系会彻底结束，患者会向其他外部机构投诉。因此，拥有一个收集患者评论和投诉的高效的、用户友好型的体系对你的诊所有益并且也履行了牙科总会的牙科专业人员标准中规定的专业义务。

准备好处理投诉

　　每一间诊所必须指定一位团队成员回应患者关于你服务提出的反馈。将该人选称为投诉官是一种消极的做法。一个更加中立的做法是让患者了解已经有明确的人员会处理他们的投诉、评论和赞美。

　　接待员或诊所经理一般都是第一个发现投诉的人。如果可以的话，建议要求患者提供书面投诉。这样你就可以以患者的原话准确记录投诉。如果患者不能够或是不想要提供书面投诉，确保你在接到投诉后尽可能快地记录到书面上并标上日期。

　　应该按照诊所牙科保护协会、PCT或BDA的建议书写一封标准的回信，确认投诉。在信件中说明将会对投诉进行调查，并且10天以内会在诊所内部讨论调查结果。应该详细地提供患者和诊所的所有联系方式。如果内部投诉程序不能处理这种情况，PCT会要求提供这些资料。

　　一旦完成调查，应该召开会议和患者讨论调查结果并且解决这一投诉。谈判过程应该公开。任何赔偿都应该只说明友好的表现，不代表诊所承认任何责任。如果诊所不存在过错，最好在这一阶段解决投诉。如果你能够避免说或暗示以下语言，通过这一阶段解决投诉的概率更大：

- 诊所是对的，患者有错；
- 患者犯错了。

　　如果调查不能够发现投诉的任何依据，确定患者的想法。会议的结果或与患者的讨论应该以书面形式同他们沟通，投诉、调查和报告的全部详情应该记录在投诉文档中，而不是患者的临床记录中。

　　近几年，牙科总会制定了患者信息传单，传单中提供牙科总会的职责和当公众有问题时联系它们的方法。最近，它们建立了牙科投诉服务计划，帮助解决自费患者的投诉。

> **记录投诉**
>
> 应该记录以下详情：
>
> - 受理投诉的日期；
> - 如何受理该投诉的；
> - 投诉详情和随后的调查；
> - 电话交谈和会议注明；
> - 投诉结果记录；
> - 与投诉相关的所有通信；
> - 患者记录中应该注明已经提交投诉。

牙科投诉服务（DCS）

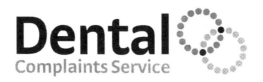

于2005年通过的立法允许牙科总会建立牙科投诉服务（DCS）。该投诉服务主要包括自费患者对他们的口腔护理各个方面（治疗和服务）和牙科团队所有成员发起投诉。牙科投诉服务进一步对投诉进行处理，与总部位于克里登的牙科总会单独运行。它与牙科总会的诊所程序是相区别的。

牙科投诉服务计划是服务于不适用国民保健服务（英国）投诉程序的自费患者。协议规定牙科投诉服务处理自费患者和国民保健服务（英国）治疗合并投诉的方式，避免两个机构同时处理同一个投诉。这就是牙科投诉服务计划的运行模式。

第一步：服务热线信息

尽管服务人群是自费患者，但是当任何人有关于口腔护理方面的询问或问题，他们都可以拨打电话热线。一名投诉顾问会确定呼叫人提出的问题，向他们提供一些选择信息。公众也可以通过电子邮件或邮寄的方式提问。建议患者在第一时间与诊所联系。如果产生的问题明显对公众安全有严重的影响或是如果表面看来存在犯罪行为，呼叫人可以直接找相关政府机构。

第二步：投诉解决服务

当诊所不能解决与国民保健服务（英国）治疗相关的投诉时，患者可以直接找对应的国民保健服务（英国）组织。对于非国民保健服务（英国）治疗，该计划充当患者和诊所之间的协调人。如果还没有解决问题，顾问会将这个问题提交给专家组讨论。专家组是根据工作量在地方组建的，也可能是地区范围的专家组。

第三步：结果

专家组会给出以下建议：

- 不采取进一步的措施；
- 提供关于诊所选择的建议；
- 建议相关的牙科专业人员道歉和/或退还治疗费和/或补救治疗费，如果可以的话，补救治疗费不应高于初始治疗费用；
- 在特殊情况下，将投诉提交投诉计划主任，进行进一步的调查。

你在处理投诉中的作用

决不能低估投诉的严重性。积极应对投诉：将它们看成是学习经验。在处理投诉时，你应该：

■ 仔细倾听；

■ 收集信息；

■ 理解、确认投诉；

■ 向患者再确认；

■ 如果可以做书面笔记；

■ 表达出你的理解；

■ 告诉患者你理解他们的感受，并且你会尊重他们的感受；

■ 接触牙医或诊所经理；

■ 然后再与患者接触，尽量不要延迟；

■ 总体来说，采取措施避免事件的再次发生。

处理投诉的理想结果

当患者在投诉时很容易会感到被伤害或是受到冒犯。因此，从患者的角度观察投诉是很重要的，这样可以帮助你更改服务中的缺陷，事实上，这也是一种建设性的方法，可以帮助你：

■ 进一步了解患者对你诊所的看法；

■ 更正不足的地方；

■ 从患者的角度审视诊所。

决不能低估投诉的价值。保持乐观、积极态度，将投诉视为学习经验，这样你就能够不断地提高服务质量。

第八章
患者付款计划

患者付款

绝大多数接待员非常了解他们在患者护理方面的职责，也非常热爱这份工作。但是，他们对作为诊所财务监管人的身份不是太清楚，财务监管人的职责是确保按时收取拖欠诊所的治疗费用和/或执行诊所政策，向患者收取费用。除了收费以外，接待员也负责保管现金，直到存入银行。

最糟糕的患者类型是那些接受完治疗后不付钱就离开诊所的患者。最好的情况是增加了追讨坏账的不必要工作；最坏的情况是对诊所的生存构成了威胁。

过去坏账是一项严重的问题，不过自从颁布了一项政策之后，只要保持按照政策执行就可以最大化减少坏账。在牙科接待员胜任财务监管人的职位之前，需要以诊所政策的形式实施管理措施为这一职责提供清晰的框架。例如，诊所关于收取患者费用的政策可以这样表达：

> 政策规定向患者提供一份书面的评估和治疗方案，在开展任何治疗之前，要求患者签署评估和治疗方案证明他们接受这个治疗方案和付款条件。我们的政策是：
>
> - 患者需要支付每次的看诊、治疗费用；
> - 所有的新患者在第一次预约时要求提前支付30英镑（约262.3元人民币）。

- 我们保留要求任何患者提前支付治疗费用的权利；
- 当治疗费用超过200英镑（约1553元人民币）时，在预约前要求支付50%的定金；
- 欠费的患者不得再预约；
- 对于少于48小时通知取消预约和错过预约的情况，我们政策规定每10分钟收取10英镑（约78元人民币）。这些费用分类为未清余额；
- 费用的支付方式可以是现金、支票、信用卡或借记卡；
- 未付费用将收取2%的管理费，也可提交法院强制要求支付。

记录患者付款

准确、可靠的财务记录不仅方便业务管理，而且也履行了诊所的法律义务。诊所必须确保他们的患者付款记账程序符合税法和公司法规定；税务局规定财务记录要准确、透明。使用现代牙科软件包的计算机化诊所很大程度上受益于软件包内的财务系统。只要轻触一下按钮，他们就能够将治疗室收入与存入银行的金额进行核对。这样接待员也从中受益，被怀疑不诚实的可能性就会减小，因为当出现不清楚或是马虎的程序就会被人怀疑。如果金额缺少，拥有强大的财务系统很容易确定问题的原因。严格的金额处理程序会生成审计跟踪，保护员工免于受到未经核实的怀疑，同时保护诊所不遭偷窃。

收取患者费用

接待员在维持现金流方面的职责是诊所财务不出现问题的关键。当患者来到诊所时，接待员应该按照诊所政策查看患者账户的状态并且采取措施，更新所有的患者账户，避免需要弥补坏账。

在开始治疗之前，必须向患者提供一份治疗方案和书面的成本估算，患者需要签署治疗方案和成本估算证明他们接受内容。多数诊所提供多种付款方式，例如现金、支票、借记卡或信用卡支付。在一些情况下，诊所也提供内部保证金或公司护理计划，在金融公司的帮助下，逐渐提供免息的信用卡。

对于每种付款方式，诊所应该有清晰地应对付款方式优势和缺点的程序。

付款选择：现金

优势：

- 没有第三方手续费；
- 可以直接存入银行。

缺点：

- 诊所摆放现金的风险；
- 将大笔现金转移到银行的风险；
- 必须遵守关于大额现金的消费者信贷法规规定。

在收取患者现金付款时应该注意以下事项：

- 总是清点给患者的零钱，避免偶然错误，并且双方互相确认金额正确；
- 在患者收下零钱之前不能将患者的现金放入收银机内；
- 待患者收下零钱，立即将现金放入收银机内；
- 确保关上收银机抽屉；
- 记录付款详细内容；
- 出具发票。

付款选择：支票

优势：

- 没有第三方手续费；
- 支票只能支付到收款人的银行账户内。

缺点：

- 支票结算的时间比较长；
- 患者可以暂停他们的支票；
- 要求提供支票担保卡编号，必须由接待员并非患者将编号写在支票的背面，可能会被解读为对患者的不信任。

当患者使用支票付款时，接待员应该确保：

- 支票上的日期；
- 支票经签署；
- 支票金额正确；
- 支票上大小写金额正确；
- 收款人名称正确；
- 提供银行卡：在支票背面写上编号和到期日期。

满足上述要求后，确认支票有效：

- 在计算机内输入支票的详细内容，检查所有数字；
- 向患者开具发票；
- 将支票放入收银机内。

付款选择：信用卡或借记卡

（1）借记卡

优势：

- 和支票一样向诊所账户打入金额，但是患者不可以暂停支付；
- 有个人识别码，使支付更安全；
- 不需要将现金转移到银行：直接通过电汇方式付款。

缺点：

- 银行要收取一小部分的手续费。

（2）信用卡

优势：

- 不需要将现金转移到银行：直接通过电汇方式付款。

缺点：

- 银行要收取一定比例的手续费；

- 欺诈风险——员工要花时间核对月底结单。

当接受借记卡或信用卡付款时，接待员应该：

- 检查卡上的到期时间；
- 将卡固定在个人识别码的机器上；
- 按下销售按钮，等待机器提示；
- 机器会让你输入销售金额；在按下确定之前总是重复检查数字；
- 机器会提醒患者输入密码；
- 如果卡的芯片出现问题，机器会出具签名条。在这种情况下，让患者核实并签字，同时移除卡，检查签名是否匹配；
- 存根上部分由诊所保管，下面粉色的部分连同卡一起交给患者；
- 在计算机上输入付款的详细内容，核对所有数字；
- 向患者出具收据；
- 将存根放在收银机内。

付款选择："忠诚计划"

患者每月直接向"忠诚计划"付款，接受常规护理，分摊基础口腔护理的成本。这些计划确保了诊所的收入，无论患者是否看诊。这些计划的目的是为了确保患者定期看诊，因为他们已经付款了。

优势：

- 保证诊所的定期收入；
- 允许患者分摊常规护理成本；
- 患者有权享受到治疗费用的折扣价；
- 很多计划都含有意外保险。

缺点：

- 一些患者不愿意支付额外治疗费用；
- 诊所需要在患者记录簿记上记录每月付款。

付款选择：贷款

根据《消费者信用法》规定，除非你有公平交易局颁发的消费者信用许可证，否则超过6期分期付款的收款行为是犯法的。当要增加治疗费用时，一些患者倾向于申请贷款支付额外的治疗费用。很多公司现在向牙科患者提供免息贷款。诊所需要注册这些贷款服务且必须持有消费者信用许可证。

优势：

- 贷款一发出，诊所就可以立即收到付款；
- 如果患者违约，信贷公司承担患者的违约风险。

缺点：

- 要填写表格和打电话；
- 贷款对于患者而言是免费的，但是诊所需要支付费用；
- 办理消费者信用许可证的成本。

当没有付款和有未结款项时，接待员应该：

- 提交患者最新的账单；
- 如果在重复付款选择后，仍然没有解决，应该向诊所经理或牙医反应。

治疗的成本很高，尤其是美容治疗。我们绝对有责任向患者清楚说明治疗成本和付款要求。

对于诊所地点现金的安全措施

任何有大量现金的企业都有责任做出充分的安排，保护员工免于被抢。依据《工作健康和安全法》规定（MHSWR），要求雇主对员工和患者进行风险评估，确保及时采取措施降低危害风险（表8.1）。诊所必须确认员工在工作程序中遇到风险的情况。当接待处聚集太多的现金，接待员面临被抢劫的风险。很多诊所还没有认识到在公共区域处理大量现金的危险，并且还没有采取安全措施。有些情况下，接待员在全是人

表8.1　诊所现金的风险评估

危害	风险	当事人	风险管理办法
将现金放在接待处	潜在小偷将其视为容易攻击的目标	接待员工和候诊室的患者	限制接待处存放的现金金额，定期将现金放进远离接待处的保险箱内
携带现金前往银行，将现金存入诊所账户内	潜在小偷将其视为容易攻击的目标	携带现金前往银行的人	必须要将现金存入银行，因此这种风险不可能避免，但是为了尽可能地将这种风险降到最低，选择每天不同的时间前往银行并且更换不同的路线
清点	在接待处核对收入，相邻就是患者休息室	接待员工	每天应该在大门锁上之后核对账目
了解诊所有大量的现金	被人知道诊所有大量现金	所有的团队成员和银行	保险上声明不应将超过500英镑（约3888元人民币）的金额一整晚都放在诊所，必须藏起来。在诊所没人的时候警报器必须工作。为了将风险降到最低，必须每天都将现金存入银行

的候诊室前面的接待处核对当天的收入，这会让自身处于危险当中。

　　由于信用卡和支票成为人们比较常用的付款方式，因此诊所的现金也在不断地减少，这样可以降低风险。但是，事实上，如果潜在小偷认为诊所里有大量现金时，诊所就会面临被盗的风险。

通知患者到期费用

　　在提出付款需求时，使用一种友好、肯定的方法效果最好。沟通是有效收取费用的基石。书面估算构成患者和诊所之间的付款合同。即使患者违反合同规定，也要避免保持对峙的姿态，尤其是在诊所的公共区域；而是要单独与诊所经理协商。对于未付款成为坏账的款项，必须仔细监督，以一种高效、专业的方式达到目标。理想情况下当然不应该有任何坏账，但是实际上坏账是不可避免的。

过期账款的跟踪程序

当患者在预约后没有结清账款，这笔账款就变成过期账款，应该出具一封"立即到期"信函。信函通知患者有一笔费用到期，信函中说明账户余额并且提供支付账款的日期。重申可接受的支付方式，在信函的最后说明按时付款有助于减少不必要的成本，并要求立即付款。

7天后可以向患者发送"催缴单"，说明未付账款并要求于7天内付款。如果过了7天，患者仍然未付账款，可以发送第二封言辞更加强烈的催缴单。

又过了7天，如果仍然未付账款，可以发送最终账款信函。信中通知患者如果在14天内未付款，将会采取进一步措施。

7天后，如果仍然未付账款，应该完成"诉讼前通知"表并发送给患者，通知他们如果不在规定期限内付款，就会立即提起债务偿还诉讼，不另外通知。同时，也提供未付账款的详细内容。

如果7天后还没有收到账款，需要确定是向债务托收机构还是向小额诉讼法庭寻求帮助。做出决定的主要因素取决于未付账款的金额。债务托收机构会收取一定比例的账款作为佣金，而法庭体系较为方便，如果法院判定你方胜诉，那么所有的法庭费用都由债务人承担。但是，赢得诉讼的前提需要诊所提供债务历史记录准确、详细依据和为收回债款采取的所有措施。进行债务追讨时必须遵守保密性和数据保护规定。也要遵守英国牙科协会提供的指南和建议表中的指示。在建立坏账回收程序时可以咨询地方卫生机构。

国民保健服务（英国）（NHS）和私人护理选择

自20世纪90年代早期开始，很大一部分的牙医已经减少或是停止向他们的患者提供NHS牙科服务。多数医生做出这个决定主要基于两个因素。一个是重新获得被立法变更和NHS法规修订忽视的临床自由，另一个是为了保护他们诊所的财务安全性。

尽管政府坚持每个人都能接受NHS治疗，但是事实却不同。很多牙科患者不能预约到当地的NHS牙医，因为只有很少一部分牙医提供NHS治疗，而且就算提供NHS治疗也是分类提供，例如只向儿童或是享受免费治疗的患者提供。如果患者能接受NHS护理，那么他们也会自行承担治疗费用的一部分。与NHS其他部分的服务不同，那些服务在实施治疗时是免费的，但是在诊所提供的牙科治疗属于付费治疗。

本章讲述对于牙医和他们的患者而言，NHS与私人治疗选择的优势和缺点。

NHS口腔护理：背景

过去，牙医每完成一次治疗就会收取费用。诊所针对提供的各项服务收取费用。对于享受NHS免费治疗的患者，全部的治疗费用都由NHS提供，而不享受免费治疗的患者则需要支付80%的NHS费用，剩余的费用加上诊所NHS患者名单上每个月人均费用由NHS提供。自20世纪90年代起，由于NHS支付的费用太低，因此很多牙医努力提供在可接受程度范围内的患者护理。同时，对牙医的要求也在不断提高，尤其是在引进新的交叉感染控制方法之后。这也是牙医们开始脱离NHS体系的时候。牙医有权自行做决定，因为他们不再是NHS下的员工了。他们组建自己的诊所，聘用一些合同制员工。

私人牙科服务（PDS）

过去已经针对NHS下牙科服务供应的方式进行了一系列的改革。依据1987年的NHS规定（《初级护理法》），建立了一系列试验计划，旨在找出牙医、NHS信托和卫生专员，为开展未来NHS牙科服务供应方法提供新的合作方式。

为了履行现代化的NHS，向患者提供可接触的、方便的服务承诺，政府于1998年提出PDS试行计划，致力于改善患者护理和地方的口腔健康。早期计划包括引进大量普通牙医为患者提供个人牙科服务。之后一系列的PDS试行计划注重信托制发薪办法和牙科中心的建立，多数牙科中心建立在口腔健康贫乏的地区。2002年，当试行计划完成并且对其进行评估时，英国首席牙科高级人员公布了一篇题为《NHS牙科行业变更选择》的报告。按照PDS要求规定，初级护理信托（PCT）根据2003年的《卫生和社会护理法》（社区卫生和标准）以及当地人口的需求委托地方牙科诊所提供NHS牙科服务。自2005年10月1日起，PCT开始负责提供NHS牙科服务。有些情况下，他们与NHS初级护理牙医签署合同，在必要的时候由初级护理牙医提供一些服务。在位于伊斯特本的牙科诊所委员会专业支持团队的帮助下，诊所在2年间加入了个人牙科服务。该支持团队又被称为PCT联络组，他们的职责是：

- 联系PCTs或诊所并向它们提供信息；
- 向PCTs提供关于PDS的一般建议。包括：处理诊费收入和养老金；
- 向PCTs提供让诊所加入PDS的实践方法建议；
- 提供诊所关于订立新PDS合同程序的建议。

诊所做出离开NHS的决定并不容易；这些决定是经过深思熟虑、考虑患者的最大利益和诊所的生存能力之后才做出的。但是，很多患者对于他们的牙医离开NHS有一些复杂的感受。从患者的角度看NHS护理的优势和缺点见表8.2，诊所的角度见表8.3。

非NHS牙科护理：背景

尽管牙科诊所在经济欠发达地区私人或单独提供NHS不包含的治疗，但是它们也会在同样的治疗方案中混合NHS和私人护理，以便根据患者需求提供最合适的护理。在更多资源丰富的地区，一般只为儿童和享受免费治疗的患者提供NHS治疗。随着PDS的逐渐发展，资源丰富地区的大量诊所完全撤离NHS，依据账单到期即付、独立或私人付款条款专业提供私人服务。

表8.2　从患者的角度看NHS护理的优势和缺点

优势	缺点
提供一份书面的预估和治疗方案，详细说明NHS和你已经同意的私人治疗	不是所有的患者都能找到愿意提供NHS牙科治疗的牙医
要求诊所提供一份诊所信息传单（PIL），传单上概述提供的服务和业务条款	当你找到一位NHS牙医时，你可能必须等上几个月才能接受治疗
牙医均属于合同制牙医，有义务提供所有必需的治疗，确保、维护口腔健康。	NHS不包含美容护理选择
对于1年内失败的治疗，要求牙医免费提供修复和更换	付费患者需要自己承担治疗成本
要求牙医保留提供建议和在紧急情况下提供治疗的预约	牙医需要提前获得NHS的批准才能提供某种治疗
治疗费用由卫生部门规定。享受免费治疗的患者免费接受护理	
每个疗程有最高费用限制	
必须制定处理患者投诉的正规程序	

表8.3　从诊所的角度看NHS护理的优势和缺点

优势	缺点
诊所收取合同下的定期收入	NHS法规限制临床自由
维持NHS收入可以让诊所持续获得NHS福利，例如非内部比率的补偿金和产假薪酬	进行一些治疗需要提前获得批准NHS规定NHS治疗的费用
可以向非注册患者提供NHS临时治疗	超负荷预约簿指进行NHS治疗需要等待较长时间，限制现金流动
NHS为享受免费治疗的患者买单	NHS行政耗费时间
	一些治疗的NHS费用不能弥补治疗成本

私人付费计划

有很多私人付费计划。这里列举一些著名的计划：

（1）诊所计划

诊所计划是一个非常普遍的、独立的、诊所品牌付款计划的服务。患者每月直接付款就可以接受具体的检查、预防治疗，当要进行根治疗法时还可享受一般治疗费用的折扣价。该计划致力于向诊所提供：

- 每月定期收入；
- 每小时收费率；
- 灵活的费用等级；
- 临床自由。

"诊所计划提供一个验证体系，保证你的正常收入，提供检查、卫生和治疗的每小时收费率，维持你的诊所形象，这是你、员工和患者值得信赖的计划。"摘录自诊所计划网站：www.practiceplan.co.uk。

（2）牙科付款计划

牙科付款计划发起于1986年，提供给患者一种非NHS口腔护理的新投资方法并向诊所提供支持服务。患者每个月支付一定金额，费用根据他们的历史口腔情况确定，然后接受牙医指定的口腔治疗。牙科付款计划是英国所有计划中第一个发起的计划，也是最有名的一项计划，致力于帮助患者接受私人护理。Denplan公司是PPP健康护理集团的一部分，而PPP健康护理集团是全球AXA集团旗下的一个成员。他们在独立的付费计划中占有80%的市场份额。英国约1/3的医务人员都是牙科付款计划成员，有近100万牙科付款计划注册患者。

随着牙科付款计划优秀评定的建立，牙科付款计划帮助牙医提供口腔护理的衡量基准。牙科付款计划诊所可以设置它们自己的费用等级，最多不超过5个定价区间，或是向患者提供Denplan基础计划，即提供基础等级的口腔护理，监督患者的口腔卫生，收取每月最低费用。该等级的服务内容包括：

- 经牙医确认的常规定期检查；

■ 经牙医确认的刮治及抛光；

■ 经牙医确认的X线检查；

■ A&E（与牙科付款计划护理一样）。

如果患者需要其他的治疗，他们可以享受打折的私人治疗费用。

（3）牙科付款行政服务（DPAS）

DPAS是另一个普遍的计划，DPAS为有意愿提供独立的、诊所品牌付款计划的牙医提供行政服务。该计划相信真正独立的牙科诊所是希望控制他们的盈利能力，不论是按人或按治疗项目收费或是实行两种收费标准。DPAS能够提供定制的行政服务。它的服务还包含国际意外和紧急保险、24小时热线服务。

DPAS向诊所提供专业牙科行政服务的优势和已经在诊所内运用继续护理原则的牙医提出的建议。

（4）牙科维护计划（DMP）

DMP是一项实践性私人牙科计划，根据牙医或诊所的个人需求向自费患者提供灵活的付款计划。DMP通过拥有多个良好的声誉机构协会向牙科诊所提供完善的发展项目，包括：

■ 业务管理；

■ 财务管理，包括正确设置每小时收费标准和服务定价；

■ 现场人力资源培训或远程教育；

■ 继续专业发展建议。

"我们是一家由知名牙医经营的公司，是为牙医、患者服务的牙医，与对继续专业发展感兴趣的同事共同改善优质私人诊所。"

从患者的角度看非NHS护理的优势和缺点见表8.4，诊所的角度见表8.5。

从患者的角度，与私人口腔护理有关的很多缺点都是财务方面。基于这个原因，越来越多的诊所提供患者从贷款人处借贷支付他们治疗费

表8.4　从患者的角度看非NHS护理的优势和缺点

优势	缺点
提供NHS不包含的美容治疗	私人费用比NHS费用更高，而且牙医不同，费用也不同
很多情况更容易预约	
牙冠或牙桥治疗一般在1周内完成	高级义齿加工过程的成本会转移到患者身上
患者和牙医接触的时间更长	治疗成本根据诊所的运营成本确定
灵活选择预约时间，有时候可以是非诊疗时间	
等价交易	
可以要求更高标准的服务、信息和环境	

表8.5　从诊所的角度看非NHS的优势和缺点

优势	缺点
诊所可以设定自己的价格，覆盖运营费用	患者的要求更高
可以向患者提供NHS不包含的治疗	患者要求预约时间的选择更多
工作更自由，没有NHS的压力	需要更长的预约时间
工作量和压力大范围减少	员工希望在私人诊所内的工资更高
可以升级诊所设备	如果是完全私人的诊所就会失去NHS福利
行政牵制更少	
诊所团队可以专注于患者的临床和个人需求	一些患者付不起治疗费用，他们的口腔健康也大打折扣

用的机会。口腔护理成本对于英国很多人来说都是主要的问题，尤其是对享受其他NHS免费治疗费用（例如处方费）的退休人群。总体而言，付不起常规口腔护理的人群只会与增加的护理成本成正比。这对致力于让患者获得口腔健康的牙科专业人员确实是一个现实问题。

销售牙科产品

　　近几年，患者希望可以在他们牙科诊所接待处购买牙科产品。在诊所出售的牙科产品可以视为是对患者提供的一种服务。但是在向患者出售牙科产品时，应该认识到一些问题，以保护诊所和患者的利益。

牙医的职业资格是指他们有责任尽最大能力确保他们向患者出售的产品经过科学验证是安全的、可用的。这就要求牙医有义务对他们代理出售的所有产品进行研究，并确保在出售时告知患者足够的信息，在知情的前提下选择购买。

患者在选择产品时怎样才能做出正确的选择呢？我们要确保患者购买的产品符合他们的口腔需求并做出知情选择。有些患者需要专业型家庭护理产品，例如矫正刷，这种类型的产品在超市一般买不到。针对这些患者，诊所有义务帮助购买产品。

提供产品出售，你要确保你所推介的产品容易购买到，防止患者选择容易购买到、类似或是更便宜，却效用较差的替代品。一般超市里出售的口腔家庭护理产品的种类很多。由于牙科诊所是企业型诊所，因此需要考虑出售产品的利润。各个诊所的销售水平和利润有很大的区别。诊所利润至少应该能够覆盖产品采购成本、产品宣传成本、展示成本和库存管理成本。这些任务通常是接待团队或护理协调员的责任。完成这些任务需要发展以下各种零售技能。

采购

要识别市场潮流和时尚，采购一些消费者感兴趣的产品。关注大型公司媒体宣传计划是个不错的主意，这样你就能了解他们的宣传支出，出售生产商向患者大量供应的产品。你也应该记录出售的产品种类和出售的时间，这样你可以为任何季节潮流做准备。库存空间对有些诊所来说是个问题，因此确保适当存货很重要。

产品宣传

你需要让患者了解你出售的产品种类，方便患者购买到。询问患者是否想要获得关于产品的信息和是否想要购买是个不错的选择。这就意味着接待员需要熟悉产品的特征和优势，即使是牙刷产品。

展示

展示是非常重要的。不要将你所有的库存都拿来展示；而是制作吸引人眼球的展示，清楚地展示每件标价产品。这样可以保证你的产品不会被"偷"，同时还能给人一种专业的感觉。简单的在马克杯里装满牙刷放在前台出售的日子已经过去了。

接待员的角色和牙科团队其他成员角色一样重要。接待员经常要回答患者的问题，不论是面对面回答，或是通过电话形式。患者提出的问题包括哪一款牙刷最适合儿童，或哪一款牙刷适合进行矫正治疗的患者，以及含氟牙膏和不含氟牙膏哪个更好。当然也有更加严肃的问题，例如患者发现他们口腔里有一个肿块，询问是不是需要与他们的牙医预约看诊。拥有牙科卫生信息的接待员可以建议患者不要紧张，同时确保患者接受及时的、专业的护理。

第九章
牙科行业计算机

牙科行政处使用计算机

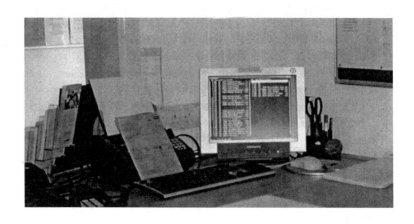

  不管你喜不喜欢，计算机影响着现代生活的各个方面。从厨房到工作场所，计算机让我们的生活变得更加简便。20世纪60年代牙科行业计算机化开始出现在大型机构，在过去15年里，计算机化的速度发展很快，鼓励诊所使用计算机处理临床系统和管理系统。本章主要是为了揭开计算机技术的神秘面纱，提供一些简单的指南帮助你通过使用计算机获得最大利益。

  所有的计算机都是通过执行五大基本操作运行的。想要学会使用计算机技术就先要理解这些功能：

  输入 将信息输入到计算机系统内。

  储存 将信息储存在可以使用和检索的地方。

处理　使用计算机程序将信息转换成所需格式。

控制　指示操作运行的方式和顺序。

输出　存取输入的原始数据形成经过加工的信息。

计算机术语

备份　想要保护信息，频繁备份信息是关键。备份指复制计算机数据，将副本放在与主数据库不同的地方。备份可以存放在U盘、压缩磁碟、CD、软磁盘或磁带上。

磁盘　使用硬盘、CD和软磁盘存放信息。

电子数据交换　一些计算机系统经牙科诊所委员会认证授权电子传输NHS治疗索赔。

电子邮件　电子邮件是通过互联网连接向另一位用户发送邮件和通信的方式，很大程度上就像你寄邮件一样。最大的区别是电子邮件一般的发送时间只要几分钟。每个用户都有一个特定的电子邮箱，例如anna@sparkledent.com。

软磁盘　软磁盘用来保护信息。软磁盘可以用来在计算机间传输数据或是只在间隔期间保存信息。CD可以存放更多的信息，可以用来备份硬盘驱动器上的数据。

硬盘　硬盘是计算机内或单独的部分计算机硬件。硬盘的容量是控制计算机可以储存程序的条件之一。硬盘有软件程序和主系统数据。

硬件　硬件是计算机的物理构件，例如电路、键盘、鼠标、磁盘驱动器和打印机。

因特网　因特网是全球计算机上信息来源的名称。你可以通过电话线和互联网服务供应商（ISP）接入因特网。全球数百万台计算机向通过因特网接入的其他网络用户提供信息。

调制解调器　位于不同地点的个人计算机可以通过使用调制解调器的电话线分享信息。通过使用电子数据交换（EDI）系统的调制解调器向牙科诊所委员会发送治疗详情。

个人计算机　所有的数据储存在个人计算机的硬盘驱动器内，或是在联网情况下，数据储存在中心服务器内。

软件　选择让计算机执行所需任务的程序。软件由基础的操作系统组成，例如窗口和执行具体任务安装的专业软件。

病毒　计算机病毒有成千上万种；有些病毒能够摧毁你计算机内的所有信息。病毒通过软磁盘、因特网、邮件和软件从一台个人计算机转移到另一台个人计算机内。不要在你的系统内使用未知历史或没有查杀病毒的磁盘。总是在你的启动程序时使用最新的杀毒软件。

计算机安全措施

计算机用户需要了解表9.1～表9.4所述的应用安全措施的重要性。

表9.1　安全

要做	不要做
将设备放置在不被偷窥到的地方	拖电缆
无人的时候保证设备的安全	将计算机放在靠近辐射体、水管和
将计算机钥匙放在安全的地方	其他有一定热度和湿度的地方
获得犯罪预防建议	留下小偷可以偷到的便携设备

表9.2　防范病毒

要做	不要做
在将磁盘嵌入计算机之前先检查	使用非标准软件
确保更新你的杀毒软件	从互联网上下载未经授权的信息

表9.3　预防灾难

要做	不要做
保存软件的原版拷贝	滥用软磁盘
定期备份数据	将磁盘放在计算机旁边
确保更新你的杀毒软件	

表9.4　保护信息

要做	不要做
总是谨慎对待数据	未经授权泄漏任何信息
将设备放置在不被偷窥到的地方	将磁盘、磁带、打印出的资料和传真放在显眼的地方
密码要保密，并定期更换	
使用后清除屏幕	在你还不知道如何使用新软件的情况下使用
	离开室内时保持计算机在线

计算机和法律

政府和EEC负责保护公众的权利，并持续出台防止个人滥用计算机技术的新法律；这里提供一些最近出台的法律。

数据保护

使用与他人相关的信息的个人必须遵守1998年《数据保护法》规定。《数据保护法》的目的是为了防止个人滥用他们持有的信息。《数据保护法》规定了数据使用、数据的准确性和数据储存的指示规定。如果要求数据持有人每年在数据登记处登记，要说明持有数据的类型和使用方式。

依据《数据保护法》规定，个人有权使用他们持有的信息。查看与他们相关的任何信息副本必须提交书面申请。当收到披露信息的申请时：

- 需要支付10英镑（约78元人民币）的信息提供手续费。应该在收到申请要求时向申请人解释该费用；
- 必须在收到申请后40天内对申请要求做出回应；
- 如果持有信息，你必须提供一份副本；
- 如果信息涉及诊所之外的其他个人或是如果信息披露将会有危害患者健康的风险，则禁止提供信息；

■ 在披露信息之前，你必须确认申请人的身份，要求申请人提供正式签名和护照或驾照上的图片。依据《数据保护法》规定，滥用信息涉及巨额罚金和罚款。

健康和安全

作为1993年1月颁发的已有《健康和安全法》的延伸，与计算机用户相关的健康和安全法律被定义为《健康和安全法规》（显示器设备）。1993年，规定在很多方面都与针对电气设备的其他健康和安全法规相符。此外，规定中还考虑了工作站的舒适性和对长时间面对显示器的操作员的影响。

为了保护计算机工作者的健康，雇主必须：

■ 执行风险评估，采取措施补救任何识别的危害；

■ 确保工作站满足最低标准要求；

■ 规划工作，允许工作者活动发生变更；

■ 根据需要，为重要用户安排视力检查；

■ 提供健康和安全培训。

在使用计算机时为了保护你的健康，你应该：

■ 调整椅子，找到最舒服的工作姿态。你的前臂应该适当水平，你的视线应该与显示器（VDU）屏幕保持一样的高度；

■ 确保桌子下面留有足够的空间让你自由移动腿。不要保持很长时间都保持同一坐姿。尽可能频繁地更换坐姿；

■ 调节你的键盘和屏幕，方便输入；

■ 确保你有足够的工作空间；

■ 调节屏幕，以便屏幕上不会反射亮光；

■ 确保你屏幕上的文字处于正焦状态；

■ 保持屏幕没有污点、尘垢或手指印，使用屏幕上的亮度控制调节成适合室内光照条件。

1988年的《版权、设计和专利法》

多数计算机软件都有使用限制，未经版权持有人的适当许可之前不得复制、变更、传播或使用计算机软件。这就意味着除非你已经于授权供应商达成协议，否则不得使用软件，不得借磁盘或复制程序。

1990年的《计算机滥用法》

根据该法案规定，未经授权进入计算机系统（黑客）和传播病毒是一种犯罪行为。

1990年的《1健康数据获得法》

等同于《数据保护法》，但是《数据保护法》适用于在世患者数据，而《健康数据获得法》延伸到去世患者的权利。

由于专业牙科软件变得越来越复杂，因此需要发展牙科团队内部的计算机技能，提供机会预测、深度了解影响诊所成功的趋势。

使用微软程序

现在计算机是多数牙科诊所整体的一部分，牙科团队需要具备一系列计算机技能，确保最大限度上得益于技术的发展。计算机化的潜在优势超过预约簿和患者记录，引进了一种与患者和团队沟通的新方式。计算机化沟通不仅看起来更专业，而且还节省时间。使用微软程序，即使是新手也能制作专业文件。

微软文字处理软件

微软文字处理软件是一款基础的计算机化打字软件。但是，一旦你熟悉了这款程序就会了解它的用途还有很多。初次打开微软文字处理软件时，用户会看到一个空白的屏幕。在屏幕的上下周围有很多图标，这些图标帮助你更方便的生成文件。该屏幕上方有菜单栏（文件、编辑、视图等）。如果你将鼠标悬停在屏幕的图标上，不要点击，会出现这些图标的使用说明。这对你学习如何使用程序有帮助。

由于你向患者发送的很多文件都是标准格式的，例如错过预约信函、预约提醒函或欢迎包，即使是执行没有整合进牙科软件包的任务，你都可以使用微软文字处理程序合并邮件或是你只要简单地在已有文件前面和后面添加内容即可。打开已有的文档：

（1）点击桌面上的Word图标打开微软文字处理软件。

（2）点击"文件"（屏幕左上方），出现一个下拉菜单。

（3）点击"打开"。

（4）点击"打开"后，你就可以浏览储存在计算机上的文件并打开你需要使用的文件。

如果你需要的文件是在微软文字处理软件上使用的最后4个文件之一，你可以在文件菜单列表中找到这个文件（当你点击"文件"出现的下拉菜单）。打开文件后，你可以修改文件。

屏幕顶部的工具栏上的小图标可以直接点击进入特定的程序。

保存文档

工具栏上的保存图标是一个磁盘图片。小心使用这个选择，因为这个只是"保存"，不是"另存为"，这就意味着如果点击"保存"图标，你就会覆盖重要的信息。保存文件通常都是重要的预防措施，防止计算机故障文件丢失。在微软文字处理软件上"保存"的方式有两种：

- 点击顶部工具栏的保存图标，即保存对文件做出的任何修改。这会覆盖原始的文档。

- 如果你不想要覆盖原始的文档，使用"另存为"。点击"文件"；在下拉菜单上点击"另存为"。选择文件保存的名称。

"另存为"允许文档以新的名称保存，不覆盖原始的文档。

微软文字处理软件会自动将文档中前几个单词作为文件名。重命名的方法很简单：点击要删除文字，然后输入你想要的文件名。当关闭程序时，如果你还没有保存对文档做出的变更，微软文字处理软件会提醒你未保存；防止你丢失信息。

打印文档

当你完成了修改文档，准备打印时，微软文字处理软件可以简化该程序。打印文档的方式有两种：

- 点击工具栏图标打印。点击顶部工具栏打印机图标就完成文档打印。
- 点击"文件"，再点击"打印"，在打印数量下面输入你想要的打印数量，最后点击"OK"就开始打印了。

英国有一些免费向学生提供基础计算机培训的学校，例如CLAIT。找到离你最近的学校、课程最好的方法就是通过Learndirect，Learndirect的电话号码可以在你的地方电话簿中找到。

电子邮件和信息传递

明确规定同事间进行常规沟通的系统可以帮助每一个人达到最佳工作状态。事实上，团队合作需要同事间自由地、频繁地交流信息和想法。不论你在诊所哪个部门，需要提供最简便的沟通渠道方便与其他部门同事交流信息，正如你们在同一个部门一样。

在引进计算机化沟通系统之前，多数诊所依靠对讲机系统广播患者来到治疗室。然而这种沟通系统没有保密性可言，因为治疗室和接待处的每一个人都能清晰听到传送到治疗室的信息。

现在，在计算机化诊所内，团队每天不需要在诊所广播信息就可以相互之间沟通。患者来的时候，使用选择的软件功能就能将接待处的信息传递到治疗室内。对于其他信息，使用电子邮件和即时通信意味着团队每位成员在发生事件时都能第一时间获悉，不会影响他们正在进行的工作。

电子邮件是与外部供应商联系的一种快捷、直接的方式，例如技工室和材料供应商。也可以使用电子邮件方便向专家转诊，提供清晰的跟踪，保存永久的通信记录。患者逐渐也使用电子邮件与诊所联系，电子邮件是处理召回和常规沟通的一种高效方式。

即时通信是与诊所其他人分享非标准信息的一种常用方式。即时发送，通过计算机进行即时通信双向讨论，不需要一方退出正在使用的其他程序。

使用电子邮件

通过互联网从一台计算机向另一台计算机发送电子邮件。联网后可以免费注册电子邮件账户，不论是通过你的互联网服务供应商（ISP）或是通过雅虎、Hotmail公司注册，你可以在任何一台计算机上查看你的电子邮件。

发送电子邮件时，你需要知道收件人的邮箱地址。所有的电子邮箱都包括"@"符号和特定的结尾，例如.com、.co.uk等。刚使用电子邮件的新人常犯的一个错误就是将网址和电子邮箱地址混淆。网站地址总是以"www"开头，而电子邮箱包含"@"符号。发送一封电子邮件的步骤：

（1）打开（注册）电子邮件账户。

（2）点击"写信"。

（3）在"收件人"处填写收件人邮箱地址。你可以同一时间向多人发送邮件。

（4）如果你想要向其他人发送邮件副本，在"抄送"栏中输入他们的邮箱地址。

（5）总是给邮件加标题，使用"关于"主题，例如Mrs G Granger F/F。

（6）处理好上述信息后，开始在空白框内输入要发送的信息；你可以调整文本的格式，以自己喜欢的字体、大小或颜色发送。

（7）完成信息后，点击"发送"。

如果你想向收件人发送计算机上的文件，可以用附件发送。你的互联网服务供应商（ISP）会提供关于发送附件的指南。多数情况下，你需要点击曲别针图标。然后你计算机上会出现一组文档。点击想要发送的文件作为邮件的附件。大多数电子邮件账户限制附件的大小。如果你计划发送多个文档，可能需要单独发送。发送含有大型附件的邮件需要耗时最多不超过5分钟；发送没有附件的邮件正常只需要几秒。对于有些电子邮件账户，你会收到邮件已发出的确认信；其他电子邮件账户只在邮件不能成功发出的情况下才会通知你。

即时通信

很多免费的电子邮件供应商允许你和其他使用它们服务的个人发送即时通信。你计算机上安装它们的软件后即可以免费发送信息。注册过账号后，使用你电子邮件账号的同一账号名和密码登录即时通信程序。

当牙科诊所使用即时通信，诊所的每一部分都包含在相关的通信中。每次你计算机收到一条新信息，它会发出声音吸引你的注意。当然你可以将信息设置成屏幕闪动。正如即时通信名称一样，你发送的信息会立即被接收。电子邮件可能需要几分钟收件人才能收到，因此如果是紧急信息，应该使用即时通信。

想要在你的账户中增加其他个人，你需要知道他们的邮箱地址。然后你在账户中添加，他们会收到邮件，确保他们是否愿意被你添加在联系人名单中。当收件人登录信息账户时，可以简单地接受你的邀请，将你添加到他们的联系人名单内。

每次当你联系人名单内有人向你发送信息，你会收到通知并能够回复信息。即时通信对比电子邮件的优势是你不需要输入邮箱地址或甚至不需要点击回复。你可以一整天都开着信息对话或是只有双方都在线。屏幕中会显示你的对话，因此你拥有发送信息记录。

当你能够自信使用这些沟通渠道时，它们会对诊所的平稳运行起到积极的作用，可以在任何时间快速分享信息。

第十章
牙科术语

牙科图表

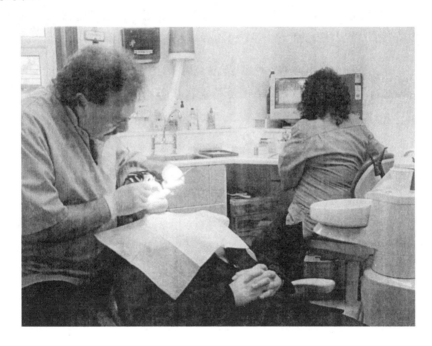

　　牙科图表是牙科专业人员为了保存每位患者口腔护理的永久性记录，通过绘制以下内容而开发出的一种技术：

- 牙病史；
- 口腔卫生标准和家庭护理指示；
- 牙齿异常；

■ X线检查结果；

■ 牙龈健康；

■ 计划治疗；

■ 未来质量方案。

绘图时，牙医和护士共同合作，牙医对患者的口腔需求进行系统评估，大声说出评估结果，护士用很多患者认为是牙科行业内神秘的语言记录下来。本章主要向新接待员提供他们解释牙科图表需要具备的信息。

对已有条件进行绘图处理帮助提供准确、综合治疗方案的基础信息。一个牙科图表注明现有牙齿和缺失牙齿的情况。它记录了所有口腔软组织的状况和现有治疗需求。每次临床评估必须遵守同样的次序，需要进行清洁、牙齿干燥，要有好的照明条件和进行X线检查。

计算机化之前，所有的牙医都使用图10.1所示的国际牙科图表格式。虽然计算机化系统也是基于这一图表格式的，但是系统内添加了自己的固定格式，提高了图表的视觉效果。掌握了绘图基础后，就容易定制图表。

绘图基础

绘图时，护士使用字母、数字和符号表示每颗牙齿的过去和所需的治疗。如图10.1所示，图表将口腔分为4个象限，第一象限的每颗牙齿在图表中都有一个指定的位置。牙医将该图表视为口腔，了解这点很重要，按照绘图标准，患者的右边口腔绘图时就在左边。图表显示了磨牙和前磨牙的5个表面。

图上显示前牙有4个表面；尖牙在图表上代表3，切牙代表1和2。乳牙用字母a、b、c、d、e表示。在对新患者进行检查时，先对有牙结石的牙龈进行总体评估。等级包含从1到3，其中3是严重牙结石。接下来检查口腔内缺失的牙齿。图表上在缺失牙齿上画一条水平线。然后注明牙釉质、牙本质或牙髓断裂。向牙龈中嵌入毫米厚度的牙周探针。轻轻往下按探针，确定每颗牙齿牙根有多深。深度在图表上表示为"牙周

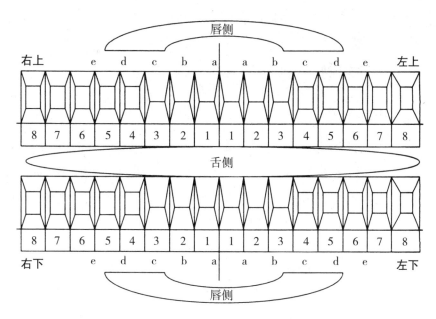

图10.1 标准图表

袋"。然后牙医在检查每颗牙齿表面状况之前先检查舌头和面颊的软组织。

检查牙齿时，牙医会根据牙齿在牙弓上的位置提供牙齿符号，并使用以下术语描述牙齿状况：

良好 牙齿良好；

龋洞 牙齿需要进行填补；

填补 在适当位置进行填补；

缺失 之前拔过牙；

牙冠 之前上过冠。

当提到填补时，牙医会提到牙齿表面名称，如下：

𬌗面 磨牙和前磨牙的咬合面；

颊面 离面颊最近的上下牙齿表面；

唇面 离唇最近的切牙和尖牙表面；

舌面 离舌头最近的下颌牙表面；

腭面　离上腭最近的上颌牙表面；

近中面　靠近前中线所有牙齿表面；

远中面　远离前中线所有牙齿表面。

绘图速记

如果需要牙科专业人员之间分享关于特殊牙齿的信息时，使用适当的缩写在牙齿象限内标注出来。不同的牙医可能会使用不同的缩写，取决于牙医使用的牙科软件包和他们所毕业的学校。一些最常使用的缩写见表10.1。这些缩写和相关牙齿符号表达如下：

8	TBX	待拔右上第三个磨牙
4	#	左上第一个前磨牙断裂
6	MOD	左下第一个磨牙需要填补，结合近中面、咬合面和远中面
1	PJC	右下第一个切牙需要加瓷套冠

能够读懂牙科速记法对接待员而言是关键。因此，接待员手册中应该包含诊所常使用的缩写列表。

牙科术语

磨损　牙齿磨损是当牙齿外形磨损使用的术语。导致牙齿磨损的主要原因是错误的刷牙技巧或是在使用酸性产品后立即刷牙，因为酸软化牙釉质更易磨损。

事故　在健康和安全法律术语中，事故是指不可预测、不可控制且可能会造成伤害的事件。

攻击行为　指身体或口头攻击行为。攻击可以是指对其他人或是对自己的行为，在对自己进行攻击的情况下会导致自毁行为。攻击是情感冲突或沮丧所导致的结果，或是有时候攻击人对他人表达情感的方式。

表10.1 绘图缩写

缩写	意义
AUG	急性溃疡性龈炎
BW	殆翼片=口腔X线片
DO	远中殆面
F/–	全上义齿
–/F	全下义齿
F/F	全上下义齿
FGC	全金冠
GI	金嵌体
MO	近中殆面
MOD	近中咬合远中
OH	口腔卫生
OPG	牙科曲面断层X线片=口外X线片
P/–	上部义齿
–/P	下部义齿
P/P	上下部义齿
PJC	瓷套冠
PE	部分新长出的牙齿
PPC	瓷桩冠
RF	根管充填
S&P	刮治及抛光
TBX	待拔牙
UE	未长出的牙齿
#	表示断裂牙齿或充填

肯定行为 指自信表达想法、意见和需要的行为。

半官方机构 由卫生部建立的机构，例如现代化机构，特殊卫生局和执行、非执行机构，负责发展NHS服务。

英国牙科协会优秀诊所计划 优秀诊所计划提供实践性自审工具，

让诊所遵守现有法律规定和国家优秀诊所认可标准。诊所需要满足97条标准，收集52份依据证明符合这些标准要求。

基准　用来衡量现有表现、确认未来发展的具体标准。

最佳实践　最佳实践指确认有突出成果的程序，因此将这些程序的最佳特点用于其他情况。

牙桥　牙桥是义齿装置，与天然牙固定填补缺口。一个牙桥可以填补一颗或多颗缺牙。牙桥不仅具备功能性还具有美观效果。通过精心维护，一个优质的牙桥可以维持若干年。

英国牙科护士协会（BADN）　是英国唯一一个经认可的专业牙科护士协会。

英国牙科治疗师协会（BADT）　是位于英国的牙科治疗师代表组织。

英国牙科协会（BDA）　是位于英国的牙医专业协会和工会。

英国牙科卫生士协会（BDHA）　是位于英国的国家牙科卫生士专业协会。

英国牙科诊所经理协会（BDPMA）　是英国牙科诊所经理代表机构。

英国牙科接待员协会（BDRA）　使命是给予英国接待员在牙科业内的话语权。

护理协调员　职责是协助英国临床医生解释复杂的治疗选择，让患者在了解他们口腔护理的情况下做出选择。

CEREC　（Sirona牙科系统）是在牙科手术椅上制作瓷冠填补物或牙贴面的系统。

牙科放射线照相术证书　牙科放射线照相术证书是由牙科护士考试委员会、放射线照相术大学（COR）和英国牙科和上颌面放射学协会（BSDMFR）联合提供的一个资格证明。

图表　图表是牙科诊所用来速记患者口腔组织状况细节，尤其是记录过去、现在和未来的治疗要求。

《民法》　适用于个人权利的法律，不适用于刑事案件的法律。

临床审计　临床审计作为一种临床管理活动，NHS于1993年正式采用。临床审计是一个依据明确的标准，对提供的护理进行系统性检查，以达到改善患者护理质量为目的、让临床医生提高护理标准的过程。

临床牙科技术员　在牙科总会注册的一名口腔护理专业人员（DCP），允许在牙医的要求下为患者定制义齿。

临床管理　在NHS和私人健康护理体系中使用的一个术语，描述维持、改善患者护理质量的系统方法。

临床管理工具箱　英国牙科协会的临床管理工具箱是在牙科诊所内实施重要质量控制措施的实践指南。

沟通链　沟通链是使用链条做比喻定义沟通的过程，因为沟通的成功取决于一系列互相关联的活动。

保密性　除患者同意披露信息外，医生或其他卫生专业人员对患者的所有信息的进行保密。

同意　有合法批准权利的个人给出的直接或间接许可。同意可以是口头或行为同意，或是当沉默间接表示认同时，沉默可以代表同意。牙科治疗同意必须是可以做出知情选择的患者提供的。

继续专业发展　牙科专业人员需要满足牙科总会规定的终身学习要求，继续学习他们的专业知识。

刑法　定义犯罪和提供惩处的法律分支。

交叉感染控制　病因细菌从一位患者传到另一位患者，或是从患者传到牙医，或反之亦然。交叉感染控制需要进行全面性防护措施，对所有患者均适用。

冠　冠是加在已有牙齿上的牙套。通常建议安装在牙根充填物下面，当牙冠遭到严重的腐蚀和感染，可以起到保护牙齿的作用。

课程框架　在牙科行业内，牙科总会规定一个课程框架，框架中包括口腔护理专业人员持有牙科总会注册证明所需的知识和技能。

客户服务　确保患者体验到优质的非临床服务，支持临床护理方面而采取的措施。

数据保护法　该法案规定了个人相关信息的准确性、个人信息的储存和维护的法律要求。

牙科机构公司　在牙科总会处登记的牙科公司，可以向公众提供口腔护理。

口腔护理专业人员　合格且在牙科总会处注册的牙科团队辅助成员。

牙科诊所规范　口腔护理专业人员道德标准并由牙科总会执行。

牙科投诉服务（DCS）　在牙科总会的监督下成立的，负责处理患者对口腔治疗或口腔护理专业人员的投诉。

牙科行业培训机构　在英国牙科贸易协会的监督下，该组织为牙科贸易成员提供培训。

牙科护士　牙科护士的职责是协助牙医、治疗师和卫生士提供口腔治疗，同时尽最大可能保持患者的舒适感和安全性。

牙科诊所委员会：特殊卫生局　2004年NHS结构下的半官方机构。

牙根面平整　牙龈发炎时，牙齿和牙龈之间会形成一个袋状物。根面平整是在牙周袋上使用刮治器去除菌斑。

牙科技术员　牙科团队的重要成员，拥有各种牙科修复技术，包括牙冠、牙桥、矫正装置和义齿。

牙科技术员协会　作用是代表牙科技术员。DTA在帮助准备法定注册方面扮演主要的角色。

牙科治疗师　治疗师执行临床手术，如简单的填补、拔牙和安装冠。他们也可以制作牙印模、做口腔X线检查、让患者镇静下来和打针等。

《牙医法》　英国关于牙科行业的国会法案。

义齿　一种通过向患者提供一个可移除装置替换缺失牙齿的有效方法。义齿帮助修复外观、咬合和咀嚼功能，尽管义齿的主要缺点是有时候会让人难以忍受，在演讲、吃东西的时候会滑动。

难应付的患者　行为不符合可接受的社会标准的患者。

歧视　根据等级或分类而非个人能力提供治疗或考虑。

可支配收入　在满足所有财务承担后个人还有的金额。

远中面　距离中线最远的牙面。

护理职责　《健康和安全法》中规定的措施，确保他人健康的职责。

电子邮件　通过因特网发送电子邮件。

感同身受　从其他人的角度看待事情、了解他们需求的能力。

牙髓病–牙根管治疗　牙髓病专家是指牙根管先进修复治疗方面的专家，牙根管治疗是移除牙齿中心损坏的牙髓，再用合成材料替换的过程。

环境卫生官员　环境卫生官员是地方政府机构雇佣负责执行环境卫生的工作的。

工效学　工作场所设备的应用科学，通过减少操作员疲劳和不适感，从而最大化增加生产力。

龋齿　牙齿组织由于长期接触甜食和碳酸饮料导致发生损坏。

道德　在哲学和道德原则下，人类行为的研究和评估。道德原则可以视为个人为他们自己设立的行为标准，或是社会要求的义务和职责。

欧盟指令　欧洲议会向其成员国提出的指示，要求它们颁布具体的法律。

循证牙科学　基于实践研究结果设计的技术应用。

外部顾客　在销售术语中，外部顾客是指购买商品或服务的人。

拔牙　在现代牙科行业内，拔牙被视为最后考虑的一种治疗。牙医只有在不能修复或是当患者不能够承担修复治疗成本的情况下才会选择拔牙治疗。

充填物　损坏或磨损的牙齿可以添加充填物修复。一般使用的充填材料有多种，包括汞合金（银）、金和复合树脂材料。新的复合材料替代传统的金属充填物，看起来像是天然牙组织。

窝沟封闭剂　一种使用在臼齿和前臼齿咬合表面的塑料涂层，防止牙洞和窝沟腐蚀。

《信息自由法》　2005年1月1日，《信息自由法》正式成文，赋予公众接触关于公共服务信息的权利，包括牙科服务。

牙科总会　负责管理英国的牙科专业人员。

普通牙医　在英国约有27000位牙医在普通牙科诊所提供口腔

护理。

格式塔 一种整体结构，即它的整体价值大于部分价值。

牙龈切除术 是去除多余牙龈组织的牙周手术。

HOT管理 干预式交易管理是基于对员工完成工作目标所需的技能和能力的清晰理解。

卫生士 一名口腔护理专业人员，培训后刮治、抛光患者牙齿，通过口腔卫生教育提供预防和护理。

移植物 在某些情况下，可以利用移植物修复缺失的牙齿。这种手术利用钛桩替换牙根，可以在上面安装牙冠或牙桥。

镶嵌物和表面贴附物 修复超过50%殆面损坏牙齿的方法。它们的材料包括陶瓷或黄金，浇铸成牙齿的外形，然后再与牙齿损坏部分结合。

即时通信 使用计算机与同事分享非标准信息的一种常用方法。

内部顾客 在销售术语中，内部顾客是商品、服务的供应方。

工作说明 雇主要求员工履行的任务大纲，作为正常工作程序的一部分。

唇面 唇面是距离唇最近门牙的表面。

立法 立法是国会制定的法律并通过法律系统执行。

生产商代表（简称代表） 生产商代表是生产商派出的销售人员接触潜在顾客，提高潜在顾客对他们公司产品的认识度。

营销 一种实践管理的核心活动，要求具备高层次前瞻性、技术、辨别和解决问题的管理能力。营销的目的是让你的公司成为顾客的选择地点，满足他们持续的口腔需求。

营销组合 指确定你顾客想要的商品、服务和技术，这样你可以为正确的人在正确的地点提供正确价格的正确产品。

医疗应急 当患者在看牙科时发生一般的健康问题，这是会进行医疗应急。昏厥和哮喘是最普遍的医疗应急，当牙科团队进行过急救培训后可以容易操作。多数严重的医疗应急需要护理人员介入。

病史 牙科专业人员有责任向他们的患者提供最合适的护理。这要求他们了解患者现在与过去的总体健康情况和关于患者用药情况的最新信息。临床医生有责任确保在患者每次看诊时核实、更新病史。

近中面 靠近患者脸部中线的所有牙齿表面。

动力 该术语用来描述某种特定行为。它可以用来描述一种心态，会影响我们采取行动的意愿。

国民保健服务（英国） NHS是Aneurin Bevan提出的，在中央政府财政支持下，根据患者需要提供特定免费的健康护理服务。

负面沟通 沟通信息的个人之间的负作用，例如"我很好，而你不是"。

协商 分享事实、想法、态度或意见，以期改变他人观点的一种沟通形式。

非肯定 描述个人不能维护他们权利的行为。

𬌗面 𬌗面是指磨牙或前磨牙的咬合面。

职业健康 包含与工作人员健康相关的一系列内容。

操作手册 包含工作协议和实践政策的操作手册。

《变更选择》 《变更选择》是2003年出版的政府报告，提供关于NHS的根本性变更。

口腔评估 一次全面的口腔评估可以了解过去的治疗和现在的治疗需求。除非有任何理由确定不需要做口腔评估，需要拍摄一整套X线片完成一次口腔评估。这个过程一般需要30分钟左右。

口腔健康宣传 包含牙科团队每位成员执行的一系列活动，致力于让患者了解如何以及怎样维持好口腔的健康。

口腔手术 治疗口腔内存在的一系列问题。大多数与牙齿有关，有一些问题与下颌或牙龈相关。

正畸 对齐颌上牙齿，改善功能，让患者更容易在家里做护理的专业口腔护理。正畸要求对牙齿、颌和面部生长的方式有详细地了解，精通矫正装置的设计、使用和定位，从而达到矫正牙齿和关节位置的目的。除了能够改善患者外观以外，还能提供牙齿咬合功能。当牙齿不对齐时，称为错𬌗畸形，需要利用正畸进行更正。

臭氧　臭氧是氧气的一种，一种能够有效杀菌的天然杀虫剂。运用在牙齿表面能够杀死导致牙齿脱落的细菌并且有杀菌功能，当移除碎屑后，使用填补材料替换损坏的牙齿材料。

腭面　腭面是距离患者上腭最近的上颌牙表面。

牙周病学–牙龈治疗　牙周病（也称为牙龈病或脓漏）是牙龈和支撑牙齿的牙槽骨遭到细菌感染。如果不治疗，持续的感染会损坏牙齿周围的骨头，最终导致牙齿掉落。

许可职责　按照《牙医法》条款规定，牙科团队每位成员允许执行的职责。

政策　管理层为了影响、确定未来决策和行为而提前做出的规划。

正面沟通　沟通信息的个人之间的正面作用，例如"我很好，你也是"。

诊所信息宣传单（PIL）　自20世纪90年代起，已经使用诊所信息宣传单或手册向患者提供关于诊所服务和业务条款的信息。近来，纸质宣传带由诊所网站所替代。

诊所经理　诊所经理负责诊所的日常平稳运行。他们的职责包括监督牙科业务的合法性，例如雇佣法、健康和安全、数据保护法，从而让牙医能够专注临床牙医学。

实践规则　促进团队合作的程序和协议，通常在实践手册中规定。

初级护理　第一级卫生护理，患者将初级护理称为牙医、医生、药剂师和光学师提供的护理。

初级护理信托（PCT）　英格兰地区和威尔士地区共有303个初级护理信托，每个信托机构负责管理它们所在区域的初级卫生服务。它们确保提供的服务满足地方需求。

前瞻性　前瞻性行为是指提前规划、准备，处理未来事件，而不是待事件发生后应对。

程序　完成任务所采取的一系列措施。当在团队内部就标准化程序达成一致时，就能保证患者护理供应的一致性。

修复体 人工身体部分，例如义齿。

协议 团队在特定情况下相互作用的行为规范。

质量章程 诊所希望向患者提供的关于护理标准的一组指导原则。

质量周期 确定标准、检测结果和调整工作方式以期达到、超过预先设置的标准。

质量管理 采取措施设置服务目标和标准，然后监督标准的执行。

反应式 针对事件的发生做出的应答行为。

召回 一些诊所向患者发出复诊信，让他们知道到时间进行常规口腔检查，而其他诊所依赖患者记住到期预约。

注册 牙医和口腔护理专业人员需要每年在牙科总会注册，然后才能执行牙科行业行为。

零售代表（代表） 来自零售公司的销售人员，诊所可以通过他们购买多个牙科生产商的产品。

风险 在健康和安全术语中，风险是指对损害可能性的计算。

罗本斯委员会 罗本斯委员会建于1972年，致力于让健康和安全立法变得更加有效。他们的建议形成了1974年的《工作健康和安全法》。

牙根管治疗 牙根管治疗（见"牙髓病"）是改善牙髓的状态，牙髓是牙齿周围的软组织，包含神经、血管和结缔组织。利用治疗可以一次性去除脓肿或感染牙齿、神经。现在，95%的牙髓感染病例中，通过现代牙根管治疗手术可以保存天然牙。

皇家外科医学院 英国皇家外科医学院是一家独立的专业学院，致力于促进向患者提供最高标准的外科护理。学院位于伦敦林肯因河广场。

安全 在健康和安全术语中，安全是指无风险。

刮治及抛光 待牙医对患者的治疗需求进行全面的评估后，如果需要，可以与卫生士进行刮治及抛光预约，卫生士会充分清洁牙齿和牙龈，并提供关于如何实施有效的家庭护理程序的建议，例如定期用牙线和仔细刷牙。

中级护理　包括医院和其他地点的一般医疗服务。初级护理医生转诊患者接受中级护理。

自我调控　牙科行业有在牙科总会的指导下进行自我调控的特权。

道德实践的六大原则　牙科总会设定的关于牙科专业人员和牙医行为的指导原则。

六项规定　欧盟提出的最常被引用的健康和安全规定名称，通过六项欧盟指令引进英国。

SMART目标　一个规划、检测业绩的技术。除非从一开始就确定预期结果，否则很难清楚对任何项目的成功进行检测。

专家牙医　在获得牙科学士（BDS）或同等认证资质后，一些牙医选择继续培训并成为特殊领域内的专家，向其他牙医转诊过来的患者提供专家牙科服务。

战略卫生局　共有28所战略卫生局，充当卫生部门和NHS信托、初级护理信托（PCT）之间的联系纽带。它们的职责是支持、监督PCT的工作。

灭菌　去除表面或设备上的所有细菌、芽胞和病毒。灭菌与消毒不同，消毒是指用消毒剂去除会引起疾病的微生物。

业务条款　条款说明，依照该条款，诊所向患者提供口腔护理。

高级护理　高级护理服务是非常专业的服务，包括特护病房和神经和胸外科。需要非常先进的技术和设施。

牙齿美白　一种普遍的美容治疗。亮白的微笑可以让你变得更漂亮、自信。经受过牙齿美白手术的患者说这个治疗让他们能够自信地微笑。

沟通分析　心理学家艾瑞克·伯尼在20世纪50年代对人类的相互作用进行了研究并建立他的沟通分析理论。至今这一理论还被广泛用来预测、解释人类关系。

治疗方案和估算　牙科法律要求必须向患者完整、详细地解释治疗方案和成本估算。

转回时间　牙科技工室完成一项任务并向诊所发回加工件进行下一

次治疗阶段所需的时间。

普遍感染控制 防止病原体从一个人传到另一个人身上所采取的预防措施，该个人称为"高风险患者"。

贴面 由陶瓷或塑料制成，贴在门牙上改变门牙的颜色或外形。

职业培训 为刚毕业牙医提供的培训计划，帮助他们在有经验导师的指导下发展他们的技能。

废弃物 废弃物是牙科诊所需要处理的材料。废弃物根据其对个人和环境的风险分为污染废弃物或特殊废弃物。

能力管理 职业治疗师对员工的工作能力进行的评估。

牙科X线片 提供肉眼看不到的区域情况。牙龈疾病的早期衰退迹象、阻生牙齿、脓肿和骨质疏松都能在X线片中看出。

第三部分
规划和管理牙科服务

第十一章
人员管理

战术管理程序

在现代高压的商业环境下，诊所管理人员需要对诊所的发展趋势有清醒的认识。明确的目标是成功的关键所在，同时也为诊所管理人员提供了清晰的指导和明确的方向。如果管理人员没能认清其角色的作用，则会因此变得被动，并且将大量精力浪费在疲于应对各种状况上，从而不能积极主动地好好利用现有资源，为企业的成功经营而服务。

大型跨国机构也需要更复杂的管理结构。本书所指的高级管理人员是已经远离公司日常经营的主管人员，他们是战略人员，其职能是决策公司的经营，为公司制定策略，将机遇转化成资本。在公司拥有规划合理的经营战略之后，战术管理人员们的职责是决定如何利用这些资源来实现战略目标。

> 战略管理人员：确定公司目标。
> 战术管理人员：确定实现公司目标的方式。

牙科诊所虽然并非跨国公司，但仍然需要一个囊括战略及战术能力的管理架构。建立此架构的目的在于预防事件的发生，而非发生之后再疲于应对。如此可建立一个诊所管理的二级模式：诊所所有者在主管层面的战略性输入，以及诊所管理人员的日常战术管理输入。这些职责详见图11.1。

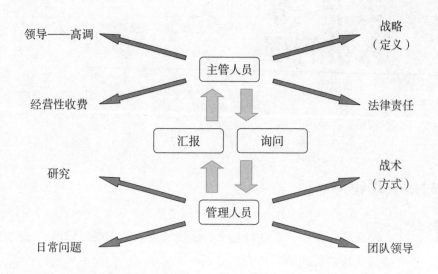

图11.1　诊所管理模式

　　诊所管理团队由主管及管理人员组成，他们需要在制定诊所策略及程序方面通力配合，以便管理人员能够将其公正一贯地实施下去。管理人员和主管人员之间需要建立稳健的沟通渠道，通过汇报及询问程序，保证信息共享能够实时进行。如此，二者相互支持对方的角色及权力。

　　如今，许多诊所认命管理人员是按照其资历及对诊所的忠诚度的标准进行的。虽然他们是富有经验和技能的牙科专业人士，但可能很少或几乎没有受到过任何管理培训或资格认证，其到任之后也很难让诊所有所收益。

　　战术管理程序是一种融合了必要管理技能的多级管理方式，使管理者能够使用结构化方法进行管理。该方法要求管理人员对其自身及其他人的工作活动进行研究、设计、规划、实施、审核及评估。如此，这种一贯且富有逻辑的管理方式便可构建技能，确定最佳实践方案，且促进经验学习。战术管理程序需要使用特殊管理技术，详见表11.1。

表11.1 战术管理程序

阶段	行动及活动
计划	这是战术管理人员认识到需要做出改变的开始
研究	在正式行动之前，管理人员需要系统地收集信息，确立目标，以及实现目标的方式
设计	在该阶段，管理人员确定结果，使之能够在项目结束之后得到审核和评估： ■ 明确 ■ 可衡量 ■ 可实现 ■ 相关性 ■ 时间设定
规划	在此阶段，确定使用资源获得最终结果的方式
实施	在此阶段，计划付诸实施
审核	在过了时间设定阶段之后，SMART目标中指定的目标信息（客观事实及数据）在此阶段进行设计，以评估其结果
评估	此阶段评估主观信息（满意度及幸福感）

战术管理程序每个阶段的技能及活动

计划

计划是将一系列事件计划着手实施的第一步。当管理人员思考如何最大限度地利用资源实现公司战略目标行动前管理就开始了。不可避免的是，这些提议会受到被动回应，如当诊所采用新的法律，管理人员对此需要设计遵守措施。计划的发起是战术管理人员认识到需要做出改变。

研究

该阶段为系统性的事实调查，在正式行动之前进行，避免盲目进行。此时，管理人员对可用资源进行评估，然后设想最终结果。史蒂芬·科维在其著作《高效能人的七个习惯》中提倡道，他们应当"以终为始"。在经过提问策略以及考虑到所有信息之后，管理人员可加深其对需求及战略目标实现方式的理解。

设计

项目框架（需要完成的工作）在设计阶段确定。在此阶段，管理人员构建战略，在确定如何实施之后，为下一步的战术规划做准备。设计必须详细具体：有句谚语叫作"必须明确，才能超越"，正是强调设计阶段对SMART目标实施的重要性，在某个适当时间可以对目标进行审核和评估。我们在此以一家主治医师需要专业护理人员支持的牙科诊所作为例子；表11.2所示内容为诊所管理模式的使用方式。在引入SMART之后，我们可以创建一个详细的行动计划。

表11.2　SMART 目标

SMART	行动	项目注意事项
明确	设定目标	雇用一位有植牙经验的兼职牙科护士
可衡量	说明其消耗、时间及人员安排	该牙科护士每周工作时间为12小时，4周内开始工作，时薪为9英镑（约70元人民币）
可实现	研究上述两方面是否可以实行，评估其实现的概率	我们如何才能聘请一位有移植学经验、一周工作12小时且时薪为9英镑（约70元人民币）的合格牙科护士呢 这位牙科护士能在4周之内到任的可能性有多大 这些问题的提出，可能会对前两个方面的内容进行调整
相关性	确定上述几个方面实现目标的方式	此时，需要重新审视设计的有效性
设定时间	为项目设定时间；设定结果的审核及评估时间	在此阶段，必须指定一个日期，对目标结果及统一进行评估： ■ 目标结果：审核客观事实及数据 ■ 主观结果：对所有有关人员的满意度及幸福感进行评估

规划

　　规划是为某个特定行动方案制订计划的过程。在该阶段，管理人员决定实现最终目标的方式，然后分配资源。具体实践也会在本阶段确定，如何吸引应聘者，由谁主持面试工作，由谁制定面试标准及格式等。通过实施规划，最初的计划由概念一步步变成现实。

实施

　　实施是将上述规划付诸实践的具体过程。在计划实施阶段，将事件分析记录下来，标记期望目标的各个方面是否完成十分有必要。因为这些为后续分析而记录在案的内容有助于在未来活动中确定最佳方案。

审核

　　审核是目标信息（客观事实及数据）评论及检讨过程，以测试目标实现的充分性及有效性。该过程发生在SMART目标的时间设定之后，管理人员重新回到目标设计阶段。

评估

　　评估实际上是使用一系列的原理及技术来确定之前所设定的计划是否"有效"。评估使用上一步的审核信息，通过对比在目标设计阶段设置的预定结果，对最终结果的价值做出评价。

　　战术管理程序是一种结构化、富有逻辑的系统性管理技术。使用该程序，管理人员可以针对管理计划采取特定方法。通过使用分步式方法，活动计划按照其步骤被分成若干阶段，并且为管理项目的目标是否成功及其价值进行评估，在末尾设置审核选项。

积极性

"积极性"一词常用于描述某些特定行为的含义。一位努力工作、热情高涨的牙科护士常常被描述为"积极性高";而一位没有激情的团队成员可能会说自己"很难调动积极性"。这些说法表明,积极性对我们有重大影响。

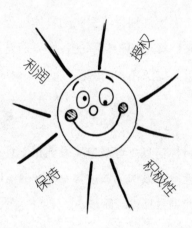

可以将积极性定义为一种精神状态,使我们行为的意愿受其影响。虽然我们很容易看到他人的行为,但猜测他们为什么会做出这种行为却很困难。例如,那位努力工作的牙科护士,她之所以热情高涨是因为她想获得奖金,或者有可能是她确实很享受那份工作,或者她可能想借此给上级留下个好印象,抑或只是想好好表现。

积极性的相关理论

许多研究都在试图预测我们在受到何种激励时才能做出某些行为。心理学家亚伯拉罕·马斯洛认为,积极性受到一种内在驱动力的驱动,以满足某种需求;这是一种自内而外的理论,因为该理论认为我们的行为受到内在需求得到满足的程度的影响。另一个主要理论是由腓特烈·赫兹伯格在其出版于1963年的《哈佛商业评论》中提出，他在其中预测称积极性是工作场所环境及文化共同作用的结果。这也是一种自内而外的理论。在实际操作中，管理人员需要认识到满足团队成员的内外需求，对保障团队具有良好的积极性和重要性。

　　管理人员工作的一部分是指挥其他人完成自己的工作，因此他们需要了解激励每位团队成员的方法，以便能够指导他们完成诊所的工作目标，如图11.2激励循环所示。

　　积极性是个人需求、激励以及感觉之间相互作用的产物。如果能够在这些因素中找到一个正确的平衡点，则会产生积极的促进作用。但这个平衡点是因人而异的，因此对于每一个日标进程，需要管理人员广泛使用人际关系技能。由于积极性非常脆弱但对完成诊所目标又极为重要，许多研究都表明，需要为其制定指导原则，方便创建和维护具有上进心强的队伍。

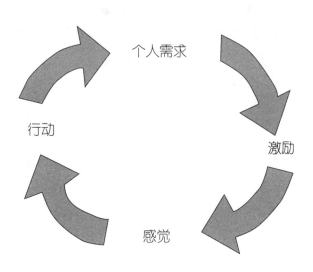

图11.2　激励循环

期望理论

积极性来自针对个人需求的激励措施。该理论基于4个前提：

■ 人们对某种结果或激励有偏好（他们知道自己的需求）；

■ 人们希望采取能使他们的行动获得预定结果的行为（人们知道该如何做才能实现目标）；

■ 人们理解某些行为会产生何种结果（人们知道他们采取的所有行为所能产生的结果）；

■ 人的行为取决于其期望和偏好（人们采取的行为并不固定，受其所在环境的影响）。

工作积极性对工作场所而言具有十分重要的意义，因为这事有关工作行为的方向、强度和持续性。在促进工作积极性方面，诞生了很多理论。有些心理学家将积极性视为人内在需求的结果，另有些学者将其视为一种"我如何在这种情况下发挥最大效用"的考量。

管理人员在确定如何能够激发团队成员积极性之后，便可以设计出一个双赢的激励机制，在完成诊所运营目标的同时，又可以满足团队成员的需求。下面将对此进行举例说明。

"在过去的几年间，牙科行业发生了巨大变化。随着诊所规模的扩大，我需要扩充团队，引进新型的、更具挑战性的工作程序。我们一直致力于创造一个合适的工作环境，人们能够在这个环境下用自己各种理论和实践知识投入工作，产生各种商业、社会和个人价值。我给团队提供学习新知识和技能的机会，使他们获得职业和个人发展。通过这些措施，团队成员因获取更多知识和增强的团队意识而受益，也因此为诊所的核心价值做出贡献。"

有必要引入类似"绿盾经济"的机制，团队成员根据其对诊所的贡献获得相应的待遇及奖励。团队成员对这种"奖励大礼包"概念的认可度很高，因为这使整个诊所的任何成员在这种全面的奖励制度面前都有获奖的机会和灵活性。如果因为照顾家庭，休更长的年假比涨工资更加有意义的话，员工可以选择每年多休两天的假期。通过采取这种具有适应性和协同性的激励措施，雇主可以增强与团队成员之间的关系。

幸福流理论

米哈伊·奇克森特米哈伊是2000年年度思想家奖获得者，同时也是一位教授以及芝加哥大学心理学系前主任。他一生致力于研究人们快乐、满意和满足的根源。奇克森特米哈伊主要以其所创的流程概念而闻名于世：当人们完全沉浸于某个活动中时，他们没有时间的意识，并且产生极大的满足感，此时人们便进入到了一种幸福流状态。奇克森特米哈伊将幸福流定义为"因活动本身而完全沉浸于活动当中"。此时人失去了自我；时间飞逝，一思一行都发乎自然，就像跳爵士舞一般流畅。人会在这种情况下调动自己的一切，其所有技能也都发挥到最高水平。

当工作在一个人物众多、结构合理且高效运行的牙科诊所时，员工和容易进入奇克森特米哈伊所描述的流动状态。这时，时间如白驹过隙一晃而过，团队成员也会感到自己正在实现某种有意义的事情。另外，如果团队成员工作期间并不忙碌，此时工作积极性也会急转直下，从而造成成员之间冲突不断。

调动积极性的八大规则

为创建一个生机勃勃且积极上进的团队环境，管理人员需要持续努力，以身作则，并按照以下规则，创造一个相互尊重、秩序井然的工作氛围：

- 首先使自己充满积极性。热情是具有感染力的一种情绪。如果管理人员散发出一种积极的"我能行"的态度，并且拿出100%的工作劲头，则他们为整个工作文化奠定了一个积极的基调，团队其他成员也会效仿。
- 选择积极性高的员工。新成员加入团队后，旧的态势会发生改变。心理学家塔克曼的研究表明，在一个群体形成团队之前，需要经历4个阶段。当向团队补充新成员时，需要保证该新成员认同诊所的价值观念，并且其性格适合成为团队一员。

- 将每个人视为不同的个体。人们在受到一贯公正的对待时，他们会表现得积极向上，愿意为团队做出贡献。明智的管理方式坚持管理的公正性和一贯性。同时要认识到成员的个人需求，并采取相应满足措施。

- 设定现实但具有挑战性的目标。完成具有挑战性的目标所产生的满足感是自豪感和积极性的重要来源。相比之下，因未能完成不切实际的目标所产生的挫败感会给整个团队蒙上阴影，同时也会损害团队成员为未来目标全力工作的愿望。因此，管理人员需要知道每个成员的能力大小，同他们一起努力以提高其技能。

- 进步产生积极性。确保团队成员定期收到其在完成既定目标所取得的进步时的反馈。如果在取得良好进展之后没有任何反馈，会使员工丧失积极性，以致无法完成诊所目标。

- 创造一个激励型环境。如果创造激励环境需要满足成员的需求，则管理人员需要对诊所做出合理安排，为完成目标清除障碍。应当鼓励团队成员通力合作，认可并祝贺他人的成功。

- 提供公平的酬劳。虽然对诊所执业人员而言，金钱并非唯一的奖励，但如果入不敷出，则他们不得不另谋高就了。因此在福利方面，牙科雇主们需要同其他行业的雇主展开竞争。即便如此，高薪也并不总是意味着良好的工作积极性。雇主不但需要支付公平的薪水，还要根据既定标准向员工发放因其忠诚或成就而获得的奖励，保证公平公正，保证满足团队期望。这些奖励可以是退休金计划、个人健康保险，抑或是外地旅行。如果诊所实行奖励制度，则需要为其明确指定可衡量的标准，避免因冲突而打击员工积极性。

- 给予员工认可。当问题出现时，如果诊所工作繁忙，你会发现自己没有时间同团队其他成员沟通。管理人员应当注意团队每位成员的表现情况，并每周至少抽出一次时间让员工熟悉其工作标准，不要等到年度考核时再论其表现。

没有哪个理论能够独立地解释工作场所团队积极性的问题。所有这些理论都共同证明，积极性受两个动力驱动。

需求　免除饥饿和极端天气的需求，以及安全不受侵害的需求。

收益　希望得到更大收获的心理，如财富、尊重、幸福、爱情和友情等。

每个人都是受到这些驱动力的共同推动，从而影响我们的行为和选择。

领导能力

领导能力是人们借以影响他人行为的方法。我们在悉数当今最具影响力的人物时，能够引领潮流，能够经常产生社会轰动的人应当首当其冲。政治及宗教领袖的影响力往往不及魅力型人物，如鲍勃·格尔多夫和杰米·奥利弗。如果以结果来衡量领导能力，则那些最具影响力的人物并非显著的领导人物，相反，那些专注于某些品质的人才是真正具有领导能力的，如信仰、价值观、道德、品行、知识和技能。

虽然在诊所担任管理职位会使你拥有完成某些目标的特权，但这些特权并不能造就领导人物，只是让你变成了上司。领导能力指的是可以让其下属渴望完成目标的能力，而不是将他们指挥得团团转的能力。为了使诊所能够平稳运营，管理人员需要在管理和领导质量上保持较好的平衡。

对于努力付出的人，要让他们了解到自己对诊所的贡献。在实现诊所目标的过程中，如果管理人员将其团队视为同盟，则将其成员看作独立的个体，并鼓励他们在团队中发挥出自己的潜力。培植团队就像经营一个花园：如果想获得好的产出，园丁需要好的植物；为了获得好的开端，他们必须了解每种植物所需要的不同条件，然后加以悉心照料。如果将园丁培育花草的方法用于育人，则会带来更大的效果。

同步领导能力

同步领导能力的重点是"四元素力量"，如表11.3所示。每个单独的元素对团体都具有积极效应，但综合起来就会组成一个格式塔，其共同影响比单个部分的总和要大。

表11.3　"四元素力量"

愿景 诊所拥有明确的目标，以及实现此目标的途径	技能发展 广泛的发展，成果可测
归属感 找到属于自己的位置	娱乐

愿景

　　诊所的宗旨使我们能够清楚地洞悉诊所的目的及性质，用来定义诊所的标准及态度。例如，可以这样表述，"我们是一家私营牙科诊所，秉承严格的道德标准，拥有最新设备，以及受过良好训练，拥有良好精神状态的工作人员，可为你提供高质量的以防为主的牙科护理服务。我们的宗旨，是在现代化的、装备精良的诊所中提供最优质的牙科服务，为你营造一个充满关爱的、轻松的诊疗环境。"　管理人员可以根据这一明确宗旨做决定，同所有诊所成员一起指定服务标准和程序。

技能发展

　　通过让全体团队成员参见不间断的学习计划，诊所可以为患者提供不断改善的服务，同时增强团队信心，使团队成员作为牙科从业人员（GDP）而产生自豪感。

　　在技能发展方面，诊所管理人员应当以身作则，进行学习分析，了解如何完成诊所使命，同时考虑到团队成员的学习方式。教育家霍尼和芒福德制作了一本学习方法手册，他们在书中定义了最适合不同学习者学习的环境，并将学习者归为活跃型、沉思型、理论型和实用型。

　　■　活跃型学习者能够从新经历带来的挑战中获得成长，热衷于全身心投入。他们喜欢处理危机，一旦热情之火熄灭，就会寻找新的挑战，因为对日常工作已然感到疲倦。他们喜欢和别人共事，但醉心于成为别人注意的焦点。

活跃型学习者从新的经历、问题和机遇中获得知识。他们喜欢将自己置之死地，去面对那些不可能完成的任务，然后动用自己的方法解决问题。他们从大量的学习实践中获得的知识较少，如阅读和记大量的笔记，这时他们会躲到后排不参与学习，或不遵守书本知识。

- 沉思型学习者爱好搜集一切事实，然后从多角度观察问题。他们行事谨慎，在彻底思考之前不喜欢下确定的结论。沉思型学习者喜欢坐在后排，在做出自己的决定前习惯观察和倾听别人的行为。他们能够较好地独立完成学习，从不会将任务拖到最后期限。他们往往谋定而后动，花时间检讨刚刚发生的事情，然后思考其经验教训。他们不适合参加压力很大或时间紧张的学习。这类人不乐于做出风头的事情，如担任领导职务，或称为别人关注的中心。

- 理论型学习者习惯富有逻辑地分析形势和问题，工作按部就班进行，然后将其观察结果上升到复杂理论。他们是完美主义者，喜欢将所有事情整齐合理地归纳到自己的计划中；他们热衷于理论、模型和系统，排斥任何不符合其理论的事物；他们希望弄清事物的经过，不喜欢主观判断。

理论型学习者是学习活动中最幸福的一类，因为学习场合的结构及目的非常明确，他们知道自己的责任。一旦有机会进行逻辑思考，他们的眼里便全是逻辑图案，表现出非凡的智力。在没有明确背景或目的压力环境下，他们的学习能力下降，并且智力表现同其他人大不相同，尤其是同活跃型学习者比起来。

- 实用型学习者喜欢直奔主题，他们对喜欢的问题，思维反应敏捷，表现自信。这类人多属于脚踏实地的一类，喜欢做出实用性的决定或解决实际问题。他们青睐于那些已知其走向的事物。实用型学习者在处理具有明显实践价值的事情以及能够迅速看到其努力结果时学习能力最为突出。如果有可信专家的反馈，他们乐于为自己尝试新事物。当在任务中看不到任何希望时，工作结束后没能拿到报酬，没有得到明确指示，或没有机会执行新任务时，他们学习能力下降。

富有经验的管理人员会根据团队成员的不同学习风格安排合适的学习机会；保持成员积极性；激励团队斗志的同时降低其工作压力，提高工作效率，增强团队解决问题的能力。

归属感

使团队中每个成员产生参与感，认为自己是团队成功的不可或缺的一分子的感觉便是归属感。归属感是团队会议上经常强调的内容，会议鼓励所有成员踊跃表达自己的观点及意见。归属感在马斯洛的需求层次理论中处于第三层。马斯洛认为：人们需要5个层次的渐进性需求满足感，首先是心理需求；然后，他们进而寻求安全及保障的满足感；再然后是某个社会架构下的归属感；最后，他们会继续寻求自尊和成就的满足感。如果管理人员能够确定其团队成员所处的需求层次，他们就可以为其成员提供满足他们下一个需求的手段。

归属感的建立有赖于人们知道自己在诊所所处的位置，拥有明确的职责，以及有胜任该职责所必需的技能及知识的信息。

娱乐

无论工作当中还是闲暇时间，获得乐趣同样重要。只工作不玩耍的工作模式并不是一种成功的工作环境。为了鼓舞员工斗志，增强团队精神，娱乐因素不可或缺。娱乐方式多种多样，可以经常出去进行团队聚餐，作为一种奖励，也可以特意抽出一天时间游玩，以增进团队成员之间的关系。擅长激励人的管理者一般会同团队成员同甘共苦，他们一起努力工作，一起疯狂玩耍，因为他们懂得开怀大笑所带来的治愈能力，也了解边工作边娱乐的激励能力。

领导能力及工作效率

领导能力及工作效率之间有什么联系呢? 卡茨和卡恩在进行众多研究之后, 发现领导能力同工作效率之间的联系可以分为3个维度:

- 担任领导角色。担任明确领导职责管理人员的表现优于一般员工。
- 近距离指导。工作效率高的监督人员会为员工提供培训和指导, 然后给他们按自己意愿行事的自由。
- 员工导向。工作效率高的监督人员一般更加注重以员工为导向, 而非以生产为导向。他们制定更加清晰的支持性管理架构, 确定员工的竞争力, 给有竞争力的员工充分的自由。

该研究发现, 民主的领导方式最具效率。领导同团队成员商讨项目情况, 设定目的、目标和界限, 为员工提供必要的技能培训, 然后在工作时给予团队临机决断的权力。

员工对其领导的期望

通过研究发现, 员工满意度方面有75个基础组分, 其中领导获得信赖是所有成分中最为可靠的一个。并且, 领导在3个重要方面保持同员工的有效沟通是获取信赖的关键所在:

- 帮助员工了解诊所目标;
- 帮助员工了解他们在实现诊所目标中的作用;
- 和员工分享实现目标过程中的进步信息。

简而言之, 领导必须取得员工的信赖, 并且须能够向他们说明诊所的前进方向。

领导方面的4个主要因素 (图11.3)

团队成员

领导必须能够灵活转换其风格, 以便适应不同的团队成员的需求。

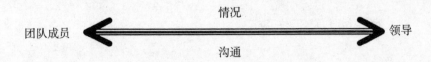

图11.3 领导方面的4个主要因素

例如，相对于老员工，新员工需要更多的监督。管理缺乏积极性的人同管理上进的人的方法不同。作为领导，并须了解下属情况。这可以首先从了解人性开始，如需求、情绪和积极性。

领导

　　领导首先要真实地了解自己，了解自己的知识和能力。领导能力是建立在双向信赖的基础上的。为了获得成功，你需要说服自己的下属（而不是说服自己或自己的上司），自己是一位值得追随的领导。

沟通

　　双向沟通是领导能力的本质，而多数的沟通并非通过语言进行。例如，当你"以身作则"时，旨在告诉团队成员们你不会强迫他们去做连自己都不愿意做的事情。你同团队成员的交流内容和方式可以促进你们之间的关系，但也可以对其造成损害。

情况

　　在一种情况下适用的行为方式到了另外一种情况下未必完全适用，因此必须对自己的行为和领导风格做出判断，以适应每个特定情况。例如，你需要同一名员工谈论他们的不良行为，但如果进行得太早或是太晚，太严厉或太宽泛，则会发现结果并不理想。

　　领导能力并非是天生的，而是通过持续努力和专注获得的。管理人员领导团队的方式要么会极大地加强团队精神，要么会彻底将其摧毁。

效率高的领导一定是获得全体成员一致支持的结果，因为诊所的许多计划都需要整个团队的通力合作才能成功。这不仅可以增进员工对诊所工作流程的理解，还能增强沟通水平及现有团队结构。领导的职责会随时变化，因此其技能及特征也随之变化。如果领导意欲保持高效率，就必须积极展示个人能力。这个过程需要鼓励自我评估，突出个人所有弱点，并进行完善。

附言

"如果机构只想着雇佣天才或超人来管理的话，则这个机构一定不会长存。机构的组织必须是由领导及普通人组成的。"

——皮特·杜拉克（1993）

员工甄选

在绝大多数情况下，诊所遇到员工问题时，这些问题通常可以采用先进的员工甄选方法得以避免。出事之后，管理人员往往会放马后炮，声称自己在员工应聘或面试环节忽略了某些能让他们后来避免出现问题的蛛丝马迹。甄选新员工应始终是个谨慎的过程，因为应聘者可能在应聘过程中释放出太多的欺骗性信息，误导或故意隐藏工作空档信息、长期病假信息或因无法维持健康的工作关系而频繁跳槽的信息等。众所周知，人们往往在应聘时夸大其词。然而，其夸大的程度及因此造成的问题越来越受到人们的关注。

同具有完整人力资源管理经验的大公司不同的是，牙科诊所管理人员很少有机会锻炼其员工甄选技巧。这就意味着要好好利用每一次机会，学习自己应聘的经验教训，通过编写书面甄选环节和程序培养必要技能，然后对最终结果进行记录和评估，为制定后续策略做准备。

创建结构化招聘程序首先从仔细研究下列每个阶段的目的及目标开始，以制定合适的行动步骤。

确定人员配备要求

员工甄选要由制度、程序和洞察力共同引导。首先，绘制一张组织结构图，直观地显示诊所结构及每一位团队成员的职责。然后，便可以列出职位描述和任职要求了。如果面试官非常清楚本单位所需人员类型，则该类人员在应聘时便可确定。上述这些程序都完备之后，最后招聘过程实际上就成了一个比对过程，管理人员只需按照下列品质，寻找最适合的人员即可。

> **必备素质：**应聘者的知识、技能以及经验方面的素质。
> **内在素质：**应聘者的人格和脾气等方面的素质。

广告

广告的语气和表述会决定应聘者的数量和质量。最好做一个大型的气氛热烈的广告，注明诊所的位置、网址以及应聘的截止日期。

广告的发布取决于广告的定位。如果招聘牙科护士或前台接待人员，则本地报纸是最好的选择，但如果需要招聘卫生专家或牙医，则广告必须通过专业协会的期刊或牙科出版社进行发布。另一个招聘渠道是网站，其优势是数量越来越多，并且可以使用搜索引擎搜索。还可以通过牙科职业介绍所招聘。

应聘

为方便起见，应聘申请表是最佳应聘方法，因为表格包含了应聘人员的相同信息。如果有必要，简历可以对应聘起到辅助作用。需要注意的是，应聘甄选程序必须符合公平竞争的要求。即每一位应聘者都能得到相同的机会，以便确认他们是否符合岗位条件（这些条件应当在应聘者首次咨询时提供给他们的应聘材料中即有说明）。回复应聘者咨询时，应当以下列回复标准进行：

职位描述，应包括以下内容：

- 诊所的总体信息；
- 工作的主要目的；
- 工作地点及工作条件；
- 报案程序；
- 薪资情况；
- 福利待遇。

任职要求为适应该工作的理想人员的概况，包括生理、心理及经验因素，详情如下：

技能：培训、天资、资质、经验和知识。
社交能力：人际交往能力、可靠性、领导能力。
品格：智力、判断力、成熟度、兴趣。
生理：敏捷性、耐力、特殊感官要求。

上述每种要求都需要分为基本要求和受欢迎素质。申请表上需要有评估应聘者是否适合某个岗位的问题，并将这些问题用于初审。

确保向每一位应聘者发放应聘申请表，并附有完成填表的指导信息，解释他们需要填写的详细程度。此外，还需要通知应聘者应聘的截止日期以及面试日期。

向应聘者发放诊所宣传册会加深他们的印象。宣传册中需要注明诊所的详细地址、停车场情况以及公交信息。

面试预约要在1周之前送达对方。安排面试时，面试时间应保持均等、充足，以便为延迟和面试小组在面试结束之后直接商议问题留出时间。

候选人遴选

通过将应聘者品质同职位要求进行比对，缩小候选人名单。如果需要为各品质打分，则为面试设置及格分数。向合格的应聘者发送面试预约，以及面试的详细过程。

面试

不要寄希望于未来改变自己所雇用的员工。你可以给他们提供培训，但却不能从根本上改变其人格。从应聘者外表寻找其人格的外在表现；例如他们是否整洁利落，打扮是否整齐？应聘者外表各方面的得分情况应当计入面试记录。

应聘者导师及前任雇主们的介绍信对面试是个很好的补充。前任雇主没有责任写介绍信，事实上，应聘者所提供的介绍信有可能是伪造的或信息不准确。最好可以通过电话对其予以查证，以验证所收到的此类文件。如此可以得到更多的信息。

面试是要求应聘人员出示相关文件的机会，如工作证、学历证明和职业资格证书。有可能的话，请要求对方出示原件，在获得应聘者许可之后，取得并保留证书的复印件，以备审查。

审查应聘者提供的信息极为重要，调查某人背景的最简单方法是面试时向其询问针对性的问题，包括其个人爱好和兴趣，以确认此人信息的准确性。

面试问题

面试方法种类繁多，需要根据具体任职要求选择相应方法。无论采取何种方法，面试官必须：

- 询问相关问题；
- 确保所有问题与遴选标准相关；
- 保持面试环节的连贯；
- 向应聘者提供详细的应聘条款和条件；
- 告知应聘者面试结果公布时间。

保证应聘者的知情权是职业素养的体现。

> 面试开始之前，需要为面试制定流程，保证所有面试人员遵守。包括以下问题：
>
> （1）你应聘到我诊所的原因是什么？
>
> （2）可以询问类似下列问题：
>
> - 他们的工作情况；
> - 组织技能；
> - 应对不同需求和任务的能力；
> - 能否在压力下工作；
> - 能否同难以相处的人工作。
>
> （3）询问应聘者从事医疗行业的信息，可以向其索要医学推荐信。
>
> （4）询问其到岗时间。
>
> （5）向应聘者询问其对诊所的了解程度。
>
> （6）询问应聘者是否有任何疑问。
>
> （7）最后询问"如果你得到了这次工作机会，你会接受吗？"

面试房间

面试过程令人精神高度紧张。因此避免将房间设置成具有对抗性质的模式，如坐在桌子两边面对面的形式。相反，应当确保房间布局是一个轻松友好的环境。面试可以以聊天的形式展开，便于建立和谐的关系，然后询问对方自己是否可以做笔录。面试中的笔录形式简短，但在应聘者离开后又能迅速展开获得大量信息。当应聘者发言时，要表现出对其发言的充分专注。面试中积极交流的平衡点是应聘者发言80%，面试官20%。

收集证明文件

牙科雇主必须要求应聘者提供无犯罪记录证明。犯罪记录局需要开具三级的证明。这取决于应聘者所应聘职位的性质。在某些情况下，证明须包括失效刑罚和未失效刑罚的具体内容。面试官必须向应聘者要求联系其推荐人；坚持向应聘信息中所示的个人或专业推荐人寄送标准推荐表（装在已付邮资注明地址的信封中）。

工作邀请

在甄选完毕做出决定后，需要通知所有参加面试的应聘者。寄发出去的临时工作邀请相当于雇佣合同的基础部分，因此需要确定该工作邀请是否符合医学信息和参考标准。

> 工作邀请应提供以下详细信息：
>
> - 工作起始日期及时刻（面试时商定）；
> - 薪资情况；
> - 工作地点；
> - 工作时间；
> - 薪酬结构；
> - 入职手续。
>
> 附带寄送一份接收函，在其署名同意后寄回诊所。

高效的甄选程序应当能够提供所需要的信息，方便管理人员评估应聘者是否适合该工作岗位、确定其是否符合工作标准、是否具有良好的积极性，以及他们融入现有工作团队的方式。

新员工入职

诊所同其他行业一样，会意识到其员工是最大财富，同时也是达到行业最高标准的主要障碍。为了使员工变为公司财富，在选择员工及员工融入团队的环节需要格外注意。为了使员工发挥其最大潜力，管理人员需要实施员工发展计划，为其提供指导和支持。员工发展计划包括诊所目标、设置员工行为和技能发展标准，同时实施个人发展规划。

个人发展规划是员工发展的核心。所有专业成员由其领导带头参加继续教育（CPD），以学习最新技能和知识。CPD是提升工作能力的个人承诺计划；帮助员工实现对当前和未来发展期望的自我定位，为实现未来发展做规划。

结构清晰的员工发展规划往往以阶段式入职培训开始，然后是考评面试，面试期间制定发展规划及进步评估措施。

入职培训

入职培训的目的在于使新员工快速适应新工作场所的文化，为工作关系奠定合作和积极向上的基调。入职培训从聘书开始，内容包括首个工作日新员工的到岗时间，他们到岗之后的去处以及向何人咨询等内容。

下一步是为其到来做准备，确保前台人员接待他们，并且知道在新员工到来之后需要向他们做哪些说明。如果有时间，揭前为新员工准备好工作区，为其个人物品分配储物柜，然后开始首日入职培训。

在新员工到来的首日，抽出1小时左右的时间陪他们，让他们放松紧张的情绪；或者让他们在早上10点再来，方便在他们到来之前先处理好紧急事务。首次见面时，确保他们知道出现问题找谁解决，并且保证他们了解以下条款：

- 工作时长；
- 生病通知和证明方面的要求；
- 福利安排：厨房、服装、急救、防火说明、午饭时间及餐具；
- 假期预约流程和规则；
- 守时；
- 自律；
- 行为举止；
- 着装要求；
- 私人电话；
- 合作和灵活性；
- 工作质量和工作量；
- 日常工作；
- 安全要求。

为了增进新员工对岗位的了解，明确工作职责及其对诊所的重要性，需要将他们向其他同事做介绍，然后开展入职计划。经验表明，员工几乎记不住首个工作日的内容，尤其是当他们在新环境中感到不自在时。因此，管理人员应当首先进行个人健康及安全问题培训，将其他信息多次重复，以逐渐使他们建立信心，增进了解。如有可能，将这些口头信息打印成文件，交由新员工保存。保证每位新员工有一份诊所组织结构图（确保新员工也纳入该架构中）。

入职培训安排

入职培训安排如下：

第一阶段

在新员工首个工作日，提供以下入职信息：

- 职位描述；
- 诊所宗旨；
- 诊所服务条款；
- 入职培训计划细节；
- 诊所组织架构图；
- 健康安全制度；
- 防火须知；
- 重要电话号码；
- 诊所信息册。

此外还有：

- 新员工介绍；
- 带其熟悉防火法规，员工福利安排，如卫生间和厨房；
- 让新员工就其工作的任何方面提出问题；
- 开始岗位培训。

第二阶段

第一周结束时，举行一次见面会，讨论第一周的培训及经验。此时可以向员工介绍诊所各种规范，包括诊所制度。见面会同时也是评估入职培训程序的契机，为以后类似培训做出必要修改。

第三阶段

第四周结束时，再举行一次会议，评估进展情况。此次评审对建立员工信心、增进信任和加强工作效率至关重要，也能向其表明你对新员工进步的关注。然后开始计划安排试用期结束时的总结复审。

入职培训清单

入职培训结束之后，新员工需要了解一下信息：

- 工作时长；
- 假期预约流程和规则；
- 福利安排，如卫生间、厨房、衣帽架、急救、防火说明；
- 午饭时间及餐具；
- 吸烟时间；
- 守时；
- 自律、行为举止以及着装要求；
- 私人电话、出入境；
- 合作和灵活性；
- 工作质量和工作量；
- 日常工作及安全要求；
- 员工角色及其对整个机构的作用；
- 培训计划和考核步骤。

对新员工而言，入职培训是培训环节最重要的一环，虽然耗费时间，但对团队发展而言，这种投入是值得的。

员工考核

"考核"一词越来越不受欢迎，因为人们认为它对小型牙科诊所来说太过正式，认为使用"个人发展评估"（PDR）更加合适。个人发展评估是一次员工和其管理人员坐下来商讨对策的机会，以确定采取何种方式使个人及整个诊所的工作都能达到最高水平。员工可以和管理人员讨论自己在工作中的成绩，以及相关技能学习与发展需求。

考核的目的是将诊所的经营目标同整个团队的技能和成绩挂钩。这是一个持续的过程，通过年末评估，为来年制定目标。管理人员通过该过程了解学习和发展需求，制定个人发展规划，评估之前的学习及发展计划的效果。

进行考核

诊所需要在其制度中明确说明考核的地点、时间和参与考核的人员。下面是一个考核制度对策：

- 为访谈设置时间地点，向员工发放考核表；
- 要求员工在考核表上对自己的表现打分，然后在访谈之前将表格上交给考核人员；
- 首次面谈时间控制在30分钟至1小时；
- 考核人员需要对谈话内容做针对性记录，记下所有目标要点；
- 访谈结束之后，考核人员应填写考核表上的反馈栏，然后将考核表交给员工确认，并在确认无误后签名。考核表一式两份，一份交给员工本人，一份保存在其人事记录里。

考核人员的技巧

为了发挥考核程序的最大潜力，考核人员需要一系列的沟通和谈话技巧。虽然意见未必中听，但他们需要了解让员工表达意见的重要性。

这可以通过问对方一些开放性新问题，设置一定场景，然后关注员工表现来实现。管理人员需要将员工注意力集中到相关问题上，一次解决一个问题。

提出和接受批评

考核人员有时需要提出或接受批评。但不能将考核过程变成惩戒处分过程。对于触犯纪律的员工，在惩罚结束之前不参加考核，也不能在考核中加入任何惩戒措施。不要对管理制度中不再提及的事项提出批评。如果需要回复过去的问题，不要在谈话伊始进行。确保批评是正当的，同时要认可员工自上次讨论问题之后所取得的进步。

要做到对事不对人的原则。如果某员工明显心情低落或有其他困难，则考核应当推迟到问题解决之后进行。但不要无故推迟考核。如果需要表扬某人，则最好立即进行或立即采取适当措施。考核工作必须是一个开放的过程。

解决困难

无论出于何种原因，如果在考核过程中某方面未能取得一致意见，则需要在会谈结束后的2~3天再次举行一个小型会谈，重新解决分歧。如果分歧仍然没能解决，需要第三方以仲裁人的身份参与会谈，然后将其决定作为最终结论。

仲裁人

建议为员工考核任命仲裁人，如果第一位仲裁人未能消除之前产生的分歧，则需要第二位仲裁人介入。

发展规划

理想的员工发展措施是为整个团队创建一种团队文化，每位成员都能参与持续职业发展。牙科团队成员来自不同的学科背景，因此发展规划也应该包括一系列的学习活动，有些活动是针对团队中的单个成员的，而有些则是针对整个团队。

虽然每位成员的个人发展规划相互不同，但需要制定措施，使每位成员都能享有均等机会，这依赖于诊所的规章制度。诊所制度应当在员工考核时对其个性化发展活动提供框架，为每位成员制订来年的职业发展计划。

员工发展在正式或非正式场合都能进行。我们所有人也都从日常经历中不断学习经验教训。有时我们会发现自己缺乏某项技能，会某种知识。发展规划的目的，就是预测未来所需要的技能和知识，因此可以为员工发展活动制定规划。展望未来，确定潜在需求，使员工能够决定参加何种学习机会，见表11.4。

表11.4　学习机会

正式的学习机会	非正式的学习机会
课程和培训	阅读（书籍和期刊）
资格认证	员工会议
入职培训和考核	加入组织或协会
辅导	行业视频
项目	网络

确定学习范围之后，诊所管理人员需要为员工发展设定标准，为每一位团队成员制订计划，说明他们需要参加的以下活动：

- 专业持续发展规划组合；
- 考核；
- 入职培训；
- 员工会议；
- 针对特殊领域的室内员工培训；
- 参加培训课程（每年至少一次）；
- 没有培训课程时，参加指定会议；

- 获得专业协会的会员资格；
- 参加为期一天的安全健康、急救及其他方面的现场课程；
- 同行评议。

"恰到好处"的员工发展计划可谓收益良多。人们在感到自己表现优秀，并且知道他们的付出受到了团队的重视和欣赏时，工作成绩和满意度会螺旋式上升，从而为整个牙科队伍和诊所，更重要的是，为患者带来不可估量的效益。

第十二章
规划和管理牙科服务

政策发展

始终如一的管理需要清楚了解诊所的目标。在现今的商业环境内，经理应该确保盈利能力和履行法律、道德义务之间的适当平衡。当以实践政策、程序形式规定了工作方式，那么诊所平稳、公平运行的可能性就更大。有些政策，例如那些与健康和安全有关的政策，属于法律要求。对于诊所的其他领域，应该书面制定政策确保每个人的工作方式保持一致。

政策不应该是由经理制定，然后分发给团队，整个团队都应该帮助政策发展。从头开始，人们就对他们应该做的事情和原因有一个更好地了解。实践政策应该是执行有效的文件，而不是简单制定、打印出来而已。政策制定完成后，诊所经理要对政策进行核实。核实完成后，应该向团队每位成员分发一份政策副本，让成员阅读、签署和保存。

> 每间诊所都应该有关于临床管理、交叉感染控制和紧急程序等方面的书面政策。政策的目的是为了说明团队的角色和责任。

政策应该反映诊所的价值观和道德观，提供基准和工作指示。以政策目的开头，每份政策都提供一份各个活动领域决策和工作程序框架。做出决策后，当有利益冲突且可能会导致团队内部冲突时，应该采用一

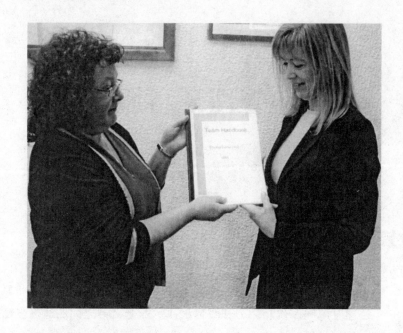

种持续性和公平的方式。政策应该保持足够灵活，允许在执行过程中做出判断，但是前提是该判断基础需要加入政策中。

政策编制

为了让诊所的愿景变成现实，经理需要根据政策要求，促使诊所发展。政策编制是建立在表12.1中列出的政策各部分决策之上的战略性管理：

- 政策目的；
- 政策范围；
- 工作指示；
- 审核过程。

政策的工作指示部分应该张贴在工作执行的区域。例如，拨打紧急服务电话的程序应该放在诊所每台电话旁边。工作指示提供所需的实用指南，帮助完成不是个人本身工作程序的任务。当一位新的团队成员加入诊所，这些工作指示是极好的职位培训支持，确保新员工能够像老员工一样完成工作程序。

表12.1 政策概要

部分	内容
政策目的	简述你的战略目的。例如，本政策的目的是为了确保诊所提供并维持一个安全的、健康的工作环境、设备和工作程序
政策范围	这里陈述遵守本政策的主体。例如，诊所对内部的健康和安全负有全责。每位团队成员有义务确保他们自身的健康和安全以及受他们工作活动影响的其他人的健康和安全。所有的事故和泄漏都应该尽快上报诊所经理
工作指示	列出为达到政策目标需要采取的措施。例如，关于保护性服饰：所有提供给员工和患者的保护性设备必须按照指示适用。在清洁尖锐设备和在使用有害化学物品时佩戴厚重手套
审核过程	确认审核过程。例如，本政策每年由诊所经理审核，如果发生变更要立即提交诊所经理审核。任何变更或更新将会在诊所会议上讨论
协议	本政策应经雇主和员工签署并标准日期

　　在诊所会议上讨论政策和程序给予每个人发言的机会，让他们感受到诊所日常工作中融入他们的观点。在定期举行的诊所会议上讨论的政策应该是最新版本。当员工行为与政策相悖时，经理有权根据政策规定采取决策行为。经理可以通知员工这一情况，并要求他们以后按照政策规定执行。如果需要执行纪律处分，经理可以参照政策并依据政策观察员工已经了解并且能够按要求执行。通过这种方式，明确了补救行动规划。

　　沟通政策可以帮助进行团队建设。例如，团队练习紧急和急救程序帮助提醒每个人团队合作、沟通的重要性。与团队沟通实践政策，确保每个人拥有同样的工作目标并充分了解自身和他人需求的方式有很多种。按程序交谈帮助建立团队精神，互相尊重、倾听别人的观点。将这些方式编制成书面政策和程序，定期审核、更新，为持续性的实践表现提供理论框架。

营销牙科服务

很多忙碌的诊所认为它们不需要执行营销活动,因为它们有足够多的患者。但是,营销不是简单地吸引新患者,它是为了确定你经营的盈利业务满足外部顾客(购买牙科服务的患者)和内部顾客(向患者提供你出售的服务的团队成员)的需求。

营销涉及每个管理活动。很多营销活动包含在临床管理要求内。从图12.1中你会了解第十一章讲述的战略管理过程如何适用于营销计划管理。

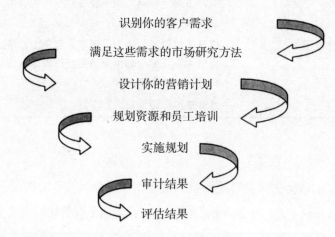

识别你的客户需求

满足这些需求的市场研究方法

设计你的营销计划

规划资源和员工培训

实施规划

审计结果

评估结果

图12.1　营销过程

营销组合

营销需要具备远瞻性、技术、辨别和解决问题的能力。通过应用营销组合(也称为5Ps),经理可以让他们的诊所变成顾客满足牙科需求的常规地点,而不仅是光顾一次,而是一次又一次地光顾。营销组合是用来确定你顾客想要的商品、服务的一种技术,这样你就能够向正确的人在正确的地点以合适的价格宣传适宜的产品。当你了解了你的顾客想要什么,你就能设计、协调正确的服务。

营销技能

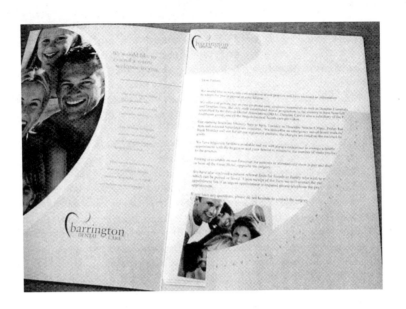

　　成功的营销始于营销规划，在营销规划中利用SMART术语确定营销目标。营销目标来源于诊所业务计划，计划中说明目的和目标，与整个团队分享营销目标。实施营销计划的能量和动力来源结果的可视化，高尔夫球手杰克·尼克劳斯描述道：

　　"如果我脑内没有一个非常直观的、清晰的进球图片，即使在练习中，我也不可能投进球。这就像一部彩色电影。首先，我看见希望球落在的地方，绿色的草地上坐落着美观的、白色的高尔夫球。然后，画面快速变化，我看见球正往那个方向移动，它的路径、轨道形状，甚至是它的落定行为。接着有一点暗光，然后出现下一个画面显示我做出摇摆姿势，将我看到的画面变成现实。"

　　很多营销计划由于缺乏详细说明或规划导致不能达到预期。其他计划由于缺少时间、技能或资源在规划阶段就遭遇失败。事实上，如果你没有时间规划一项计划，你也不可能有时间去了解它。除非你有清晰的愿景和确定的规划，否则你有的只是一个模糊的想法，不能管理或衡量。清楚了解一项计划使用的标准技术是SMART目标发展。通过这种方式确定细节和衡量目标完成进度的指标。

市场研究

想要了解提供的服务是患者想要购买和团队想要提供的服务，市场研究是核心。除非我们对目标市场研究结果进行分析，否则我们不可能知道其他人想要什么。有效的研究可以识别出你的顾客，显示当他们做出购买决定时向你购买的原因以及你的竞争对手。市场研究也会帮助你编制一份营销规划。

假设你的患者获得最好服务是错误的，因为消费者行为通常都是习惯性的。顾客只是简单地重复购买他们了解的东西。有些情况下你的患者会在商店、美容院和市场贸易商处购买美容牙科商品，例如美白和牙齿装饰，并没有意识到你也提供这些商品或是不建议他们购买。顾客行为会发生改变；证据显示当向个人提供正面的建议和合适的信息，他们会做出合理的决定。由于口腔护理选择很复杂，我们需要向患者提供大量事实依据；护理协调员角色的出现就说明了为决策过程提供信息的重要性，帮助患者了解口腔护理选择，做出知情决定。

研究方法

市场研究提供制定营销规划所需的信息，平衡内外部顾客需求。

牙科诊所用来收集牙科服务发展相关信息常使用的市场研究方法有很多，例如：

问卷调查：用来建立顾客的选择和意识需求。

邮寄调查：和召回信一同发出，患者预约时收回。

观察报告：与诊所观察、倾听顾客。

幸福表：询问"我们的表现怎么样？"，分为1~5个等级。

意见箱：候诊室或前厅哪个更有价值。

人口普查信息：你所在区域的人口统计资料。
焦点小组：询问目标人群，获得反馈和意见。
监督竞争者：了解其他人做了什么，并找到竞争的方式。

倾听患者

如果从患者得到的反馈只是投诉，应该进行更加整体的患者反馈计划，例如"3Cs"系统，通过该计划收集患者的赞美、评论和投诉。

评论

收集患者评论的方式有很多种，每一种方式都能够了解患者的观点。邀请患者提供非正式口头反馈是个不错的想法，但是也需要给予他们提供负面反馈的机会，不让他们处于尴尬位置。匿名反馈表（幸福表）会收集有用的信息，前提是发给每一个人，不仅仅是那些你预期会提供赞美回复的患者。

甚至是关于诊所色调搭配或候诊室书籍的评论也会反映患者对诊所的看法。如果仔细倾听患者，他们会告诉我们需要继续改善我们服务的地方。

投诉

处理好投诉可以改善顾客和供应者之间的关系。如果迅速、有效地解决顾客的问题，那么可以避免正式投诉。很少情况下，患者与诊所之间的关系会中断，患者会选择去其他诊所。但是，多数情况都可以在尽早了解问题后采取合适的措施就能够解决。

待威尔逊报道中提出建议后于1996年4月，颁布了牙科诊所NHS内部投诉程序。诊所需要遵循规范开展有效的内部投诉程序。2005年，该程序得到进一步的发展，包括应对来自非NHS患者投诉的程序。

投诉处理程序详细内容见第七章处理患者投诉章节。

赞美

当患者满意我们的服务和产品时，需要了解超出他们预期的原因。当我们知道在哪些方面做对了，可以进一步改善。

有时候，患者满意我们的服务是因为员工"多做了额外的工作"。牙科团队中这种服务文化是很重要的，应该记录在程序中，而不是靠机会。确定、执行的服务标准能够确保患者护理的一致性。

建立团队

成功的企业能够平衡内外部顾客群体的需求。如果团队不能够适当地付出，即使是有一个清晰的愿景，营销计划也不会达到其潜能。经理需要确保每个人都有：

- 必要的设备；
- 必要的技能；
- 适当的动力。

必要的设备

拥有正确的工作可以让工作变得更简单，但是当没有适当的工具或是设备错误或陈旧，执行工作的质量总是会受到影响。

必要的技能

让任何人执行新任务之前，确保他们有适当的培训、支持和反馈机制，建立自信和动力。任何营销规划中提供培训是非常重要的。必须提供任务的执行方式和书面工作指示，提供第一手信息，避免口头传递工作指示时出现"中国耳语式"的情况。

适当的动力

动力是营销成功的关键因素，每位团队成员对你可能在规划中建立激励因素的反映都会不同。你需要了解他们的反映并且确保每个人都能够从参与计划获得价值，提高患者满意度或是薪酬激励。

尽管古话说，"如果你想完成一项工作，交给忙碌的人去做"，但是一个人可以做的工作量是有限的。如果你团队的工作时间已经尽可能延长了，那么再增加他们的工作量，并且期望他们满怀热情持续地、准确地完成额外的计划就太天真了。当每位团队成员都充分地投入到营销计划中并且可以看到他们的工作成果，那么这些营销计划就能带给团队动力。个人完成工作任务是有一个实际方法，需要看到自己的付出回报。因此，让他们参与计划的各个方面，会更愿意"做额外的工作"取得成功。

研究信息分析

当对从研究计划收集的信息进行分析时，包括图12.2中显示的因素，就可以了解内外部顾客的需求和预期。有了这一了解和团队参与，你应该准备制定你的营销规划。作为一个团队，讨论研究成果，就研究成果的解释和自由讨论方式达成一致。除了在你的营销规划中加入深度理解外，你需要确保公开讨论团队的需求，让团队参与到计划中。

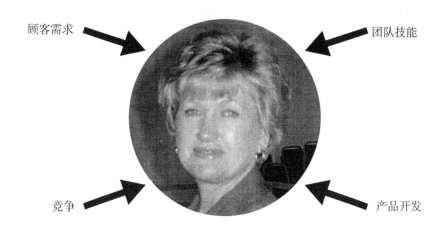

顾客需求　　团队技能　　竞争　　产品开发

图12.2　为制定营销规划需要收集的信息

营销规划

美国电视剧《天龙特攻队》中史密斯一角有一句经典台词："我喜欢规划整合在一起。"所有的经理都了解这种感觉。当一个架构完整、执行力强的规划能够产生预期的效果，那么回报是最令人满意的。营销规划起始于一个策略：即想要到达的目标。了解了这一目标，加入达到这些目标的技术细节。

在零售部门，每年要花费数十亿英镑在商品和服务的展示上；橱窗装饰是销售的关键点。因此，牙科产品和服务的宣传、展示也必须美观，激起购买者的想象和购买激情。

当为专业服务设计宣传活动时，你必须确定你是需要被培训或是通知顾客。弄清楚这一点很重要。

- 当向顾客提供新商品、服务时，应该选择前者，顾客需要了解商品、服务的潜在效果；
- 当顾客已经熟悉产品，应该选择后者，因为你想要向顾客说明为什么他们应该向你购买。

宣传效果

当顾客做出购买决定，他们寻求产品、服务的效果：他们想要更漂亮、感觉更好或是变得更加自信（多数牙科患者希望充满自信地吃东西、说话和微笑）。当顾客认识到你可以提供他们想要的效果，那么他们开始考虑产品的特点，并决定是向你购买，还是向你的竞争对手购买。

- 产品、服务效果满足顾客需求（如你的牙齿会变得更白）；
- 特点是关于产品的性能（如在家里带托盘或是进行1小时的治疗）。成本也是一个特点。

营销活动

开展营销活动之前，先确认你的目标顾客群，这样你才能设计吸引他们的营销活动。然后你需要确定当你回答他们提出的问题时如何向他们展示信息。如果可以的话，使用视觉图片。使用视觉图片的效果和用特殊语调与某人交谈的效果差不多。打印材料、符号的视觉感受形成对产品或服务的印象。正如你凭封面评价一本书，患者会根据诊所的外观、视觉印象评价诊所。

> 当考虑形象因素时，你应该从患者的角度看待以下内容：
>
> 诊所名称：它符合你想要表达的形象吗？
>
> 诊所外观：诊所会吸引你的目标顾客吗？建筑有适当维护、舒适、干净整洁吗？装修协调吗？
>
> 向患者提供的信息：你有最新的患者信息宣传单吗？通过什么方式发放的？宣传单上列出你提供的所有服务了吗？患者可以和团队成员讨论他们的口腔需求和预期吗？

顾客导向

开展顾客导向服务应该使用战略管理程序。这就涉及员工培训，确保所有活动与向顾客承诺的服务标准一致。

对于你的患者（外部市场），需要员工：

- 当与患者接触时保持微笑；
- 建立初始眼神接触，即使是在患者来诊所时由于太忙不能立即与患者交谈；
- 任何时候都要称呼患者的姓名；
- 当与患者交流时吸引对方的注意；
- 告知患者信息、让他们安心；
- 使用肢体语言表示兴趣；
- 表示尊重，不论是对患者还是同事；

- 化妆、保持干净整洁。

对于你的团队（内部顾客市场），诊所是一个公平的工作环境，包括：

- 公平的薪酬等级；
- 清楚的合同和工作说明；
- 入职程序和考核；
- 通知员工；
- 认可他们的成绩。

工作满意是指其他人对你所付出的认可、赞扬或是满意。

设定目标

目标是任何营销规划整体的一部分。当然，衡量成功的方法和标准也一样。在SMART目标时间测量中规定的时间，你需要收集信息评估结果。这些信息包括定性信息和定量信息。

定性信息

评估计划时，突出哪些效果好、未来会尝试哪些不同的方面以及你取得的结果如何影响团队合作、士气和患者在你诊所的舒适感。

> 定性信息是主观性的，观察顾客如何：
>
> - 思考、感觉计划的结果；
> - 体验你的商品和服务；
> - 做出购买决定。

定性信息是通过询问开放性问题收集的，例如：

"你觉得我们的接待团队在哪些方面帮助到你？"

"他们做了什么让你的看诊更加舒适？"

定量信息

当完成计划时，应该进行完成审计，以报告、表格和图表的形式分析计划结果，将结果与投入进行对比。

> 定量信息是客观性的，观察可测量事实，例如：
>
> ■ 数据、预算和销售额；
> ■ 你所在区域有多少其他诊所提供同样的服务；
> ■ 哪些是最不常提供的预约。

给你的产品定价

很明显，企业的商品、服务销售额必须高于它们的生产成本。否则等同于财务自杀（同理，向顾客收取的金额高于他们能够承担的金额会导致经济损失）。适当的管理收入和支出，要求经理：

■ 以最经济的方式利用资源；

■ 对市场、竞争和购买者、供应者需求有更深层次的了解。

定价可能是你需要做出的最艰难的决定了，因此遵循结构化程序很重要，如图12.3，确保你在向顾客提供价值的同时赚取利润。

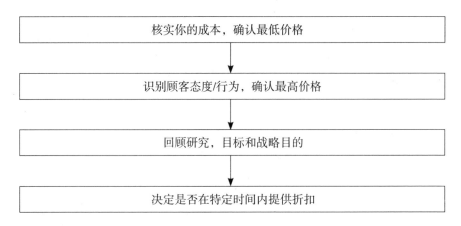

图12.3 定价程序

获利

在设定价格时，你需要了解其他供应商的价格，从而确保自己的定价有竞争力。但是，必须确保是同等情况下的价格对比，因为价格并不是顾客在决策程序中所考虑的唯一因素。他们也会考虑担保、安全和质量。如果因为加入上述任何一种特性而收取更高的价格，确保你在宣传材料上重点说明这一点。

预算

业务的本质是通过投资获利。在销售方面，如果没有投资（预算）来支持你的计划，那么你什么也做不了。经理的职责是确保在商业投资上得到较好的回报。在规划阶段，经理需要预测预期的回报：SMART目标的可测量方面的最佳和最坏情况。市场研究确定你如何最高效利用预算和最大化投资利益。

营销的核心是人；如何吸引人，让他们购买，保证他们满意购买经历以后再次购买。营销由很多不同的活动构成：销售额、广告、顾客服务、产品、价格与折扣、声誉、战略等。哪一个因素是成功的关键？你应该重点关注哪一个因素以及你如何才能协调这些因素，最终形成成功营销计划？在管理任何方面，成功的关键是深层次理解患者需求、开展创新思维满足这些要求，达到患者和企业需求之间的平衡。

风险管理

1999年的《工作健康和安全法》（MHSWR）提供了管理健康和安全的框架，在1974年的《工作健康和安全法》的基础上补充了更多一般职责。前者要求雇主承担与风险控制相关的管理任务：风险评估、规划、组织、控制、监督和审核控制措施；与其他雇主合作、协调；加入员工；确保员工的健康和安全培训；以及获得专业协助。

> MHSWR规定雇主执行定期的风险评估，确认员工和受到员工工作活动影响的其他个人暴露的危害和风险。《工作健康和安全法》将危害定义为潜在伤害，风险定义为伤害的可能性和严重程度。与1974年的《工作健康和安全法》一样，MHSWR规定雇主评估风险，但是MHSWR具体得多，规定雇主：
>
> - 评估员工暴露的风险；
> - 评估可能受到工作活动影响其他人暴露的风险；
> - 清楚确定保护个人的措施；
> - 审核评估，必要时做出改变。

执行风险评估，雇主需要调查、确认错误的方面，识别预防措施。当诊所雇佣超过5个人，雇主必须书面记录评估结果、确认任何处于风险当中的人。

风险评估的团队方式是最有效的，诊所经理负责通过制定政策、程序执行所需的措施，辅助所有团队成员提供适当的培训。

风险评估的目的是为了识别、控制工作场所由于工作环境产生的损害或暴力风险。

牙科雇主应该执行并记入所有工作活动的风险评估。该评估包含：

高压灭菌器	消防	滑到、绊倒和跌倒
儿童	急救	吸烟
健康有害物控制	电离规定	员工培训
交叉感染控制	单独工作员工	压力
显示屏规定	噪音	接种疫苗
电力	护理和孕妇	员工暴力
紧急药物和设备	个人保护设备	废弃物
人机工程	尖针	年轻人

识别伤害可能性的职责由雇主和员工共同承担。《工作健康和安全法》提供该职责的法律背景。即使是这样，一些诊所只是在员工应对事件时采取措施保护员工。评估风险，采取预防措施保护员工对于诊所而言并不困难。

当执行风险评估时，你必须：

- 寻找危害；
- 确定潜在受害人；
- 评估风险并确认已有预防措施是否充分。

寻找危害

寻找将会造成伤害的危害，例如诊所、办公设备的布局，如遇紧急情况，接待员工如何在其他地方联系同事，存钱的方式与时间。通过回顾过去的事件，评估员工对于安全措施的态度，讨论员工可能处于"风险之中"的情况，从而确认补救行为。

确定潜在受害人

确认危害后，考虑受害人是谁。一旦识别风险，那些处于风险之中的人通常都支持保护自身的正面措施。高级管理人员有责任让员工相信开展安全工作程序的重要性。上级承诺是关键，且应该以政策声明的格式提供，辅助行动。

评估风险

评估风险时，为了确定你是否需要采取行动降低风险，考虑每种危害形成伤害的可能性和伤害的严重程序。即使采取了措施，一些风险仍会存在。遇到重大危害，你需要确定风险是高、中还是低。如果经评估潜在伤害和可能性为高，那么必须立即采取措施停止活动或是将风险等级降到可以接受的范围内。

记录你的发现结果

如果你的员工低于5名，按照法律规定你不一定需要保持风险评估的书面记录，但是建议这样做。如果你的员工有5名或是超过5名，必须记录风险评估发现结果。

也要求雇主通知员工发现结果并表明他们已经：

- 进行适当的检查；
- 了解处于风险中的个人；
- 处理所有明显、重大的危害；
- 采取合理的预防措施；
- 降低风险；
- 保持详细的记录。健康和安全检查员可以要求检查你的风险评估和预防措施详情。

分配责任

按照健康和安全法规定，雇主是最终负责人。但是，建议雇主指定一位工作场所健康与安全协调员，确保政策、安全措施的执行。应向该协调员报告事件和事故，协调员负责听取并制定合适的报告、建议。

审核你的评估，按需要修改

应该监督管理工作风险的策略并记入事件。有时候需要对已经受伤或是由于工作场所事件导致受伤的员工采取敏感性措施。需要准备、记录导致事件发生的详细内容和员工受伤部分，即使受害人正经历失落感或是自尊心受挫。因为如果没有这些信息，对安全措施的任何修改都没有效果。

实施变革

风险降低措施应包括为"处于风险中"的团队成员提供培训。培训应该包含修正安全指南和实践政策。如果为了安全考虑修改员工的工作程序，向员工提供足够的准备和支持是很重要的。一旦确定了控制工作场所的办法，确保了高风险活动受到控制，必须培训员工管理剩下的风险。

培训的目的是确保整个团队都能够采取合适、合理的措施保证他们自身和其他人在工作场所的安全。

在管理的所有形式中，健康和安全管理必须是结构化的、有形的。

> 员工培训的目的是为了：
>
> - 让员工了解潜在的风险和预防措施；
> - 让员工在最早阶段认识到危险状况；
> - 说明在危险状况的安全反应；
> - 让员工熟悉工作程序。

在小型组织，例如牙科诊所、运营诊所的压力会造成健康和安全因素被忽略。健康和安全法律规定雇主根据他们的工作场所确定安全策略。遵循MHSWR中列出的措施可以让诊所取得高健康和安全标准，这样对参与诊所活动中的每一个人都有益。

财务管理

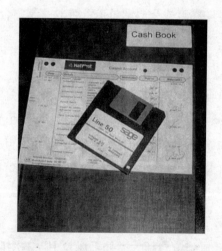

近些年，和其他领域的经理一样，牙科诊所经理的角色已经延伸至诊所管理的财务方面。之前，诊所财务是机密，经理对整体财务信息的了解是有限的。当允许在诊所商业规划中规定的收入和支出目标内工作，具备报告协议，诊所经理可以进行有意义的财务管理。

如果牙科团队成员在没有接受任何正规财务管理培训之前被安排担任诊所经理，作为培训的一部分，他们需要了解财务控制的工作知识。

他们的职责并不是简单地确保诊所的平稳运行，而是最大化诊所收入、控制支出，让诊所平稳、盈利运营，满足商业规划中设定的目标。

商业规划

引用约翰·哈维–琼斯的话：

"商业是一段旅途，你要么向前行驶，要么后退，没有停车模式。"如果商业是"一段旅途"，商业规划就是核心。商业规划必须在以下标题中用文字和数字说明整体的商业内容：

- 商业背景和方向；
- 组织图；
- 产品和服务；
- 销售目标；
- 销售成本；
- 市场识别；
- 竞争；
- 产品和服务发展；
- 销售和营销；
- 关键人员；
- 质量标准；
- 现金流表。

商业规划必须作为持续的参考点，每年审计、更新。待准备好商业规划，高级经理可以允许诊所经理自由确定合适的运营措施。

确定财务管理

财务管理的目的是完成诊所的商业目标，成功因素取决于基于之前业绩确定可行、可衡量、相关和时间衡量的目标，稍做调整以反映财务趋势。财务管理一开始应说明诊所愿景，在商业规划中用宗旨声明表现，分为1年目标、3年目标和5年目标，作为现金流预测。

宗旨声明

宗旨声明开头说明诊所愿景。例如：

"诊所的使命是尽可能向我们的患者提供最好的临床标准和非临床口腔护理。我们致力于提供一个友好的、支持性的环境，让我们的患者和同事能够实现他们的潜能。"

有了宗旨声明，就可以规划活动达到这个愿景。因此，宗旨声明是决策的一个参考点。应该评估、考虑达成愿景所实施的资助活动，同时必须放弃那些没有明显作用的活动。

现金流管理

术语现金流指企业在以下方面的现金流动：

■ 收款：提供商品和服务获得的现金；

■ 付款：企业运营支付的现金。

迈克·格雷斯，职业牙医，诊所管理问题方面的权威专家，在他的《财务问题》一书中，他提到：

"现金流预测是企业预算的一种形式，它为我们提供收入、成本估算。"

现金流管理的目标是在政策和协议框架范围内控制财务，政策和协议框架包含以下几个方面：

■ 我们支付账单的速度；

■ 诊所持有的库存量；

■ 对账活动；

■ 业绩指标。

成功预测现金流活动取决于对企业的深度了解，能够让经理预测高峰和低谷。

现金流预测是主要的管理工具，基于现金流预测准备管理账户。诊

> 在规划阶段，现金流目标应该分为以下3个类别：
>
> - 短期：接下来4周生效的规划；
> - 中期：接下来6个月生效的规划；
> - 长期：6个月之后生效的规划。

所所有人应该每月定期审核现金流预测，监督进度，更具已知或预测变化修改未来预算。

（1）收入
NHS收入

对于签署个人牙科服务（PDS）合同的诊所，它们的主要收入来源是与初级护理信托协商的合同价值有关，且分为12期支付。诊所需要开发收费系统，因为未收诊费就代表了诊所的损失。初级护理信托会向诊所提供患者费用一览表，费用从每月付款中扣除。因此建议在向患者提供治疗之前先收取患者费用。

英国牙科协会出版的《普通牙科诊所基础财务管理》一书中提到有效的收入控制取决于诊所通过以下方式最大化收入：

- 每次患者就诊时，向患者提供一份更新的账目；
- 收取所有费用（要求患者支付治疗费用）；
- 尽快将收取的费用存入银行；
- 准确记录运营成本。

自费患者收入

非NHS收入来源牙科计划供应商（见第九章）和患者的私人治疗费用。和NHS费用一样，必须准确记录支付、到期的金额。诊所政策应该说明通知患者付款到期的时间和通知方式。

（2）支出

> 支出是指运营诊所花费的金额。考虑到管理和会计目的，支出分为资本支出和收入支出：
>
> ■ 资本支出是指花费在具有变现价值项目上的金额［那些清算项目（出售和使用资金）］；
>
> ■ 收入支出是指花费在运营企业上的金额，例如库存成本、工资、加热和电话成本。

必须仔细监督支出以确保所有的采购都是物有所值的。可以通过货比三家和砍价的方式节省支出。采购需要规划，库存需要监督、控制。

为了向患者尽可能提供最好的护理标准，我们必须满足团队合理的财务需求。工资是诊所最大的单笔支出，因此需要实现这笔支出的最大价值。人事必须有清晰的工作说明，说明中规定各个薪酬等级需要满足的工作要求。

（3）现金账簿

税务局规定所有企业都应该有记录所有收入、支出的现金账簿。现金账簿应该每日更新提供关于收入、支出的信息。现金账簿章也显示你已经出具的但是还没有向出票人银行出示的支票，以及已经存入银行但是银行结单上还没有显示的现金。在现金账簿中输入供应商发票就知道你拖欠供应商的金额，利用牙科患者管理软件，你可以计算患者拖欠诊所的费用。再添加到现金账簿中，完成整体的财务状况。现金账簿可以是计算机会计包的一部分。但是，多数记账员除了有计算机记录之外还留有一份纸质现金账簿。

（4）财务系统

有效的财务系统需要依赖建立清晰沟通体系的经理。这些体系和相关的活动应该书面记录在诊所操作手册上，那些负责执行程序的员工应该接受培训且有能力执行任务。财务管理所需的系统见表12.2。

表12.2　财务管理所需的系统

部分	内容
患者付款	生成患者估算
	患者需要在每次看诊时支付治疗费用
	计算机化付款记录
	收据付款
	银行存款协议
	银行卡支付系统（PDQ）
NHS PDS	每月向诊所银行账户支付预算
	付款对账
信贷公司付款	核对索赔额
	记录在账户包和患者记录中
牙科计划付款	核对索赔额、差额
牙科产品销售	订购系统
	库存核对
	定价政策
预约簿	失约费
	自费患者提前通知取消预约费用
	取消预约的等待列表
收入支出	

尽管牙科诊所提供健康护理，而不是明确的产品，但是和任何其他企业一样，它们的财务目标都是提供盈利的优质服务。